AF475451

ESSAI

SUR LES

TROUBLES DE LA PAROLE

PAR

Armand HORNUS,
Docteur en médecine de la Faculté de Paris,
Aide-Major stagiaire au Val-de-Grâce.

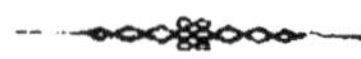

V. A. DELAHAYE ET Cie, LIBRAIRES-ÉDITEURS
Place de l'École-de-Médecine.

1877

ESSAI

SUR LES

TROUBLES DE LA PAROLE

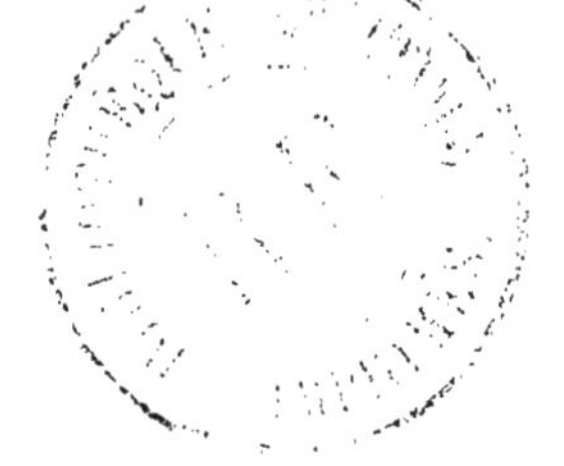

PAR

Armand HORNUS,

Docteur en médecine de la Faculté de Paris,
Aide-Major stagiaire au Val-de-Grâce.

V. A. DELAHAYE ET Cie, LIBRAIRES-ÉDITEURS
Place de l'École-de-Médecine.

1877

A MON PÈRE

Mon premier Maître.

A MA MÈRE

A MES MAITRES DE LA FACULTÉ DE NANCY

M. le professeur HECHT ; MM. les professeurs agrégés BOUCHARD, médecin-major, GROSS et RITTER.

A mon Maître et Président de Thèse :

M. LE PROFESSEUR G. SÉE

A M. LE DOCTEUR PAULET

Médecin principal,

Professeur d'anatomie au Val-de-Grâce.

ESSAI

SUR LES

TROUBLES DE LA PAROLE

INTRODUCTION.

L'étude que nous entreprenons est hérissée de difficultés, nous ne nous le dissimulons pas.

Précédés dans cette voie par les plus grands maîtres, n'ayant comme bagage scientifique que notre bonne volonté, nous avons plus d'une fois failli nous laisser aller au découragement et renoncer à un travail au-dessus de nos forces. C'est grâce à l'appui de notre maître, M. le professeur Germain Sée, qui nous a inspiré notre sujet, grâce aux excellents conseils de son chef de clinique, M. Debove, que nous avons été jusqu'au bout de cet essai; que ces Messieurs reçoivent ici l'expression de toute notre reconnaissance.

Nous avons été entraîné un peu plus loin que nous ne le voulions, nous nous sommes quelquefois perdu dans des détails qui nous intéressaient, espérons que ce ne sera pas trop au détriment de la clarté.

On nous blâmera à juste titre de venir parler de l'aphasie. L'idée de nous aventurer dans cette étude faite si souvent, si complètement, nous a effrayé. On comprendra sans peine nos appréhensions, car personne n'ignore par qui ces questions ont été étudiées.

Cependant les divisions du professeur Kussmaul nous ont paru assez légitimement établies pour que nous leur donnions droit de cité parmi nous. Nous avons donc essayé de grouper dans ces divisions les observations qui nous ont paru y trouver leur place.

On nous reprochera sans doute aussi de n'avoir pas donné d'observations personnelles, mais quelle eût été leur valeur à côté de celles que nous citons; comment oser en pareille matière mettre notre nom à côté de ceux des Trousseau des Broca, des Bouillaud et de tant d'autres maîtres illustres?

Nous avons fait de fréquents emprunts à MM. Proust et Voisin. Nous sommes exposé à quelques répétitions, mais elles ne seront pas au détriment de l'enseignement du professeur Kussmaul, que nous nous sommes appliqué à reproduire dans notre travail. Nous verrons quelle part l'école française peut revendiquer dans l'étude des troubles du langage.

Nous n'avons donc pas la prétention d'avoir fait quelque chose de nouveau. Si nos erreurs ne sont pas trop multipliées dans notre façon de grouper les divers cas, si nos appréciations ont quelque apparence d'exactitude, nos espérances seront plus que réalisées.

Voici dans quel ordre nous comptons exposer notre travail :

A. Physiologie et anatomie pathologiques des centres nerveux, servant à la production de la parole.

1° Centre basilaire.

2° Voies et stations intermédiaires entre le centre basilaire et l'écorce.

3° Parties corticales.

B. Pathologie de la parole.

1° Dysarthries (résultant de lésions du centre basiliare).

2° Dysphasies (aphasie et amnésie) résultant de lésions situées plus haut. Nous y joindrons l'étude des troubles de la parole dans la paralysie générale.

3° Dysphrasies (dépendant d'un trouble de l'intelligence). Nous étudierons à la fin de ce chapitre la parole des idiots.

4° Dyslalies. Troubles sans lésions centrales.

De la parole considérée en elle-même.

Avant d'étudier les modifications pathologiques de la parole, il sera sans doute utile de la considérer à l'état normal. Et d'abord qu'est-ce que la parole ?

La parole est un acte physico-pyschique ayant pour but de rendre sensible à l'ouïe notre manière de penser et de sentir.

C'est le langage articulé, ce que l'on peut appeler, avec M. Proust (1), le langage artificiel.

En analysant les différents phénomènes qui précèdent et accompagnent l'acte de parler, nous trouvons qu'il faut d'abord une pensée que nous concevons, puis une disposi-

(1) Proust. Archives générales de médecine, 1872.

tion qui nous porte à l'exprimer. Nous choisisons ensuite les mots que la mémoire tient à notre disposition; enfin les appareils mécaniques les produisent.

En un mot il faut :

1° La préparation des phrases dans l'intelligence et la volonté.

2° La diction ou formation intérieure des mots, placés suivant un ordre déterminé.

3° L'articulation ou la production extérieure des mots.

Le langage a pour conditions nécessaires :

1° L'existence d'un organe où l'idée que la parole rendra sensible s'élabore, organe dans lequel se passent les actes que nous venons de désigner sous les noms de préparation et de diction.

2° L'existence d'une série d'appareils dont le fonctionnement régulier a pour effet de rendre sensible ce qui n'était primitivement que sous forme d'image.

Nous essayerons de montrer dans le chapitre suivant quels paraissent être ces organes.

Anatomie et physiologie des organes servant à la production de la parole.

Il n'existe pas de centre, de siége de la parole ; mais elle dispose d'un appareil très-complexe. Ce sont des centres ganglionnaires, centres servant à l'intelligence ou à la volonté, ou simples centres réflexes dans lesquels des impressions sensorielles sont transformées en mouvment. Les différents centres sont mis en communication par des voies nombreuses. — Mais il paraît probable qu'aucune de ces partie n'appartient exclusivement à la parole.

CENTRE BASILAIRE,

Les animaux manifestent leurs impressions ou leurs penchants par des cris inarticulés. — On peut encore leur faire émettre ces cris, même après leur avoir extirpé le cerveau jusqu'au-dessous des tubercules quadrijumeaux. De même dans des cas d'anencéphalie congénitale ou dans des cas de perforation, d'évacuation crânienne pendant l'accouchement, le nouveau-né a pu produire quelques cris ou sifflements.

On a donc localisé le centre réflexe de ces bruits inarticulés dans un centre situé derrière les tubercules quadrijumeaux et qui se prolongerait dans la moelle aussi loin que le centre respirateur.

On peut appeler, avec Kussmaul (1) « centre basilaire (basal) », ce centre, de l'intégrité duquel dépend aussi, comme on peut l'admettre, a fortiori, la formation des sons articulés ; mais il n'est pas pour cela le centre de l'articulation. Voyons donc quelles sont les parties des centres nerveux, au-dessous des tubercules quadrijumeaux qui semblent jouer un rôle dans la production de la parole.

Des auteurs éminents ont localisé l'articulation des sons dans la protubérance et la moelle allongée, y ajoutant ou bien en retranchant le cervelet.

(1) Kussmaul. Die Störungen der Sprache, p. 66.

De ce nombre sont Cruveilhier (1), Leyden (2). Schrœder van der Kolk (3) le mettait dans les olives; il crut voir des fibres qui mettaient ces organes en communication entre eux d'une part et avec les noyaux du grand hypoglosse et du facial d'autre part, mais Deiters et Clarke contredisent cette hypothèse. — Jaccoud (4) cherchait autrefois le centre de l'articulation dans les olives. — Plus récemment (5), il a localisé la coordination des mouvements de la parole dans le « système commissural cerebello-bulbaire. »

Il existe une observation de Vulpian qui nous montre l'altération des corps olivaires avec l'intégrité de la parole.

D'autres mentionnent bien des faits d'aphasie avec altération des corps olivaires, mais d'autres parties du cerveau étaient également lésées.

M. Voisin dit également n'avoir jamais rencontré dans la texture des olives d'altération notable; de même qu'il n'a pas trouvé de lésion des fibres commissurantes ni des fibres des nerfs bulbaires.

De l'étude des modifications anatomiques des centres nerveux dans la paralysie bulbaire progressive (Charcot, Duchenne, Joffroy, Kun, Leyden) d'une part, de même que de celle des dégénérations secondaires ascendantes de la moelle allongée (Clarke) d'autre part il résulte que : « L'intégrité des syllabes semble dépendre de l'intégrité des noyaux moteurs de la moelle allongée. » (Kussmaul.) En effet, dans ces processus dégénératifs on voit, malgré une conservation parfaite de l'intelligence, les voyelles et les consonnes tomber en

(1) Arch. gén. de méd., juillet 1854, t. IV, p. 146.
(2) Berl. Klin. Wochenschr., p. 78. 1867.
(3) Bau und Functionen der medulla spinalis und oblong, p. 161, 165.
(4) Gaz. hebd., 1864.

quelque sorte l'une après l'autre, et le bégaiement se changer en balbutiement incompréhensible.

Le bégayement, le bredouillement, le tremblement de la parole ne sont pas le résultat de troubles de l'intelligence ou de la volonté ; ils sont la conséquence d'un défaut d'harmonie dans les actes coordonnés qu'accomplissent les muscles animés par les nerfs bulbaires.

Les altérations de ces nerfs ont été fort bien décrites par M. Voisin.

On trouve dans le bulbe des aliénés paralytiques des noyaux embryoplastiques en quantité immense et des corps fusiformes répandus au milieu de fibres nerveuses, abondants surtout dans l'intérieur, dans la paroi et dans le voisinage des vaisseaux, même le long des vaisseaux les plus fins.

On observe en outre une lésion des cellules, lésion beaucoup plus accentuée dans le bulbe que dans le reste de l'encéphale. On voit au microscope que beaucoup des cellules qui constituent les noyaux des nerfs bulbaires sont transformées à des degrés divers. — Telle cellule est tout-à-fait à la première phase de la transformation graisseuse ; telle autre immédiatement voisine sera déformée, tandis qu'une troisième sera saine. Dans un autre groupe cellulaire, on observera une altération nécrosique complète.

Tant qu'il reste des cellules saines, elles pourront en quelque sorte suppléer celles déjà atteintes jusqu'au jour où le processus envahissant atteindra ces cellules saines pour aboutir à un trouble de fonctionnement définitif.

Ainsi donc, le nombre de cellules altérées varie selon l'ancienneté de la maladie.

« Relativement à l'ancienneté de la maladie, dit encore « M. Voisin, j'ai remarqué que dans le cas où le tremblement

« de la parole était très-accentué et permanent, le nombre « des cellules malades appartenant au noyau des hypoglosses « était par rapport au nombre des cellules saines comme 4 « est à 5. »

D'après les recherches du même auteur, un fait est constant dans la paralyse générale, c'est que les noyaux du facial sont toujours atteints avant ceux de l'hypoglosse, et quand tous les noyaux sont atteints, les lésions sont toujours plus avancées dans les noyaux du facial.

Enfin, les racines du spinal, du glosso-pharyngien sont comme celles du facial et de l'hypoglosse comprimées par des éléments étrangers.

Ainsi donc les altérations des noyaux moteurs bulbaires entraînent la paralysie et l'atrophie des muscles de la parole, ce qui amène comme dernier terme la perte de la parole. — En effet, il paraît possible que les noyaux moteurs tiennent sous leur dépendance la nutrition et l'excitabilité des muscles qui en dépendent, par une action semblable à celle qu'exercent les grandes cellules des cornes antérieures sur les muscles du tronc et des membres.

Enfin d'autres maladies peuvent, en produisant des altérations des noyaux bulbaires (et particulièrement de celui de l'hypoglosse), donner lieu à du bégayement allant jusqu'à l'impossibilité complète de s'exprimer par des sons. Parmi ces maladies on trouve des hémorragies, des foyers de ramollissement, des abcès, des tumeurs, des noyaux scléro-tiques, lésions des os du crâne, ou de leur périoste, tumeurs cérébelleuses, etc. (1).

(1) P. Dechery. Quelques formes d'atrophie et de paralysie glosso-laryngée d'origine bulbaire. Thèse de Paris. 1870 (Leyden klinik der Ruchenmarkskrankheiten, 1875, vol. II, p. 65 et 157).

Jaccoud et Meynert attribuent une grande importance, au point de vue de l'articulation, aux fibres commissurales des pédoncules cérébelleux moyens dans leur partie moyenne, au moment où elle traverse la partie inférieure de la protubérance.

M. Darolles (1) cite une observation qui confirme cette idée, Kussmaul (2) en cite une qui semble contredire le fait.

Enfin de l'étude des troubles de la parole dans la sclérose disséminée, il paraît résulter, d'après ce dernier auteur, que : les parties intra corticales ne servent qu'à préparer l'exécution mécanique et la combinaison des mouvements de la parole, tandis que la formation des syllabes et des mots que nécessite le langage se fait dans l'écorce elle-même.

Quant au cervelet, il joue un rôle dans l'articulatiion des sons, d'après Jaccoud et Luys. Ce dernier auteur a observé des troubles de la parole, dans un cinquième des cas de lésion du cervelet (3). L'observation de Combette (4) vient confirmer cette pensée.

Considérons à présent quelles sont les voies qui aboutissent à ce centre basal ou qui en émanent.

La façon de parler des perroquets ou de l'enfant qui apprend à parler, de même qu'un certain nombre de faits cliniques, trouveraient une explication facile dans l'existence d'une voie réflexe allant directement du nerf acoustique au centre basal sans passer par le cerveau. En effet, il est des

(1) Darolles. Progrès médical, 1875, p. 629.

(2) Kussmaul. Loc. cit.

(3) Recherches sur le système nerveux.

(4) Cruveilhier. Anat. pathol., liv. XV, pl. V.

cas d'aphasie non ataxique dans lesquels, malgré la perte de la parole volontaire, on voit persister souvent chez le malade la faculté de répéter des mots prononcés devant lui.

Il n'y aurait rien d'irrationnel à admettre l'existence de cette voie. — Pareille chose existe pour les sens du tact et de la vue. — On connaît les expériences d'animaux écervelés chez lesquels des impressions produites sur ces sens ont pour conséquence des mouvements souvent fort compliqués(1). Des expériences de M. Vulpian (2) pourraient également donner raison à cette hypothèse.

Quoiqu'il en soit, l'existence de cette voie réflexe n'est pas encore établie.

En remontant plus haut, dans l'encéphale, nous nous trouvons en regard d'organes plus complexes, quant à leurs fonctions surtout; nous pénétrons en plein domaine de l'intelligence.

Bérard eut la curiosité de comparer le cerveau de Cuvier à celui d'un homme de 40 ans, mort à l'hôpital Saint-Antoine: l'encéphale du grand homme dépassait de 429 gr. 63 celui de l'homme vulgaire, et cette supériorité provenait presque entièrement des lobes cérébraux, car le cervelet, la protubérance, le bulbe et les pédoncules pesés ensemble ne présentaient qu'une différence de 5 gr. 86 en faveur de Cuvier, le reste de la différence, soit 423 gr. 77 portait sur le cerveau proprement dit. La question a été parfai-

(1) Anatomie et physiologie du système nerveux.

(2) Leçons sur la physiologie du système nerveux, 1866, p. 548.

tement posée par Bérard ; ce n'est pas, en effet, le poids entier de l'encéphale dont il faut tenir compte, mais le poids de certaines parties (circonvolutions), et il faudrait même les peser isolées pour arriver à la solution du problème.

Aussi les objections tirées des statistiques de Rudolphe Wagner (de Sion) n'ont que peu de valeur. Les faits les plus complexes avaient été mêlés, des cerveaux malades avaient été pesés avec des encéphales intacts, et l'on arrivai à ce résultat singulier : les deux premiers placés sur la liste se trouvaient être un idiot et un hydrocéphale. Cuvie occupait la troisième place et Byron la quatrième. Le professeur Broca a distrait de cette statistique les éléments étrangers et il en a déduit une conclusion plus légitime. Il faut dans ces expériences tenir compte de l'âge, du sexe, de la taille ; une appréciation faite d'après ces données ne produira plus les résultats étranges que l'on a signalés.

Le poids n'est pas tout. Desmoulins établissait un rapport entre le développement de l'intelligence et l'étendue de la surface des circonvolutions. D'autres savants s'attachent surtout à la forme. Le cerveau de l'illustre mathémacien Gauss présentait des circonvolutions dont les plis étaient d'une extrême richesse mais fort étroits.

Les moules cérébraux d'hommes vulgaires nous montrent au contraire des plis forts gros et très-peu compliqués.

Gratiolet, bien qu'il se défendît d'être localisateur, insistait beaucoup sur la forme des parties extérieures de l'encéphale et en classait les diverses régions d'après la dignité qu'elles représentent. Les circonvolutions frontales occupaient le permier rang, c'était là surtout que siégeaient, selon lui, les facultés nobles de l'entendement humain. La prédominance de la région frontale donnait la supériorité à certains groupes d'individus; de même que les races frontales étaient, comme développement intellectuel, bien supérieures aux races occipitales.

VOIES ET CENTRES INTERMÉDIAIRES ENTRE LE CENTRE BASILAIRE ET L'ECORCE GRISE.

On rencontre, aussi bien que les lésions de la périphérie, celles qui sont situées sur le trajet des fibres qui, de la substance corticale des circonvolutions antérieures, se rendent au bulbe en passant par la substance blanche cérébrale, par le corps strié et la protubérance.

En effet, sur le trajet de ces fibres et au milieu d'elles on peut trouver une énorme quantité de noyaux embryo-plastiques qui sont surtout abondants dans les gaines vasculaires et dans les espaces péri-vasculaires ; des cristaux d'hématosine, de l'hématine, enfin des épanchements globulaires plus ou moins anciens et parfois des foyers de ramollissement. M. Voisin qui décrit ces foyers en a trouvé dans la protubérance, au milieu des fibres aseendantes antérieures.

Les autopsies ont prouvé que, chez les aphasiques, il existait des lésions considérables, soit dans la substance de l'*insula*, soit dans les *corps striés*, soit sur un point quelconque du trajet des fibres allant de la couche corticale au bulbe.

Ici, comme dans les lésions analogues de la moelle il y a obstacle au passage du courant nerveux, retard dans la transmission des sensations, dans la production des actes réflexes. Les ordres donnés par la volonté n'arrivent pas d'une façon régulière et immédiate aux cellules bulbaires, de là, la parole hésitante, l'impossibilité de rendre des idées qui sont cependant conçues. Si, au lieu d'une lésion considérable, hémorrhagie ou foyer de ramollissement, il y a des lésions microscopiques mais extrêmement multiples, telles que celles qu'on rencontre dans la paralysie générale; l'effet sera analogue, et la parole sera hésitante.

Pour Kussmaul, les *tubercules quadrijumeaux* ne remplissent pas de rôle important pour la parole.

En ce qui concerne les *couches optiques* il ne faudrait pas être aussi affirmatif.

On observe à des degrés divers, des altérations de l'articulation dans les cas d'hémiplégie accompagnée d'hémianésthésie, qui résultent d'une hémorrhagie des parties postérieures de ces organes. Mais ces troubles de la parole ne dépendent probablement que de la compression de voisinage qu'exerce le foyer hémorrhagique sur la capsule interne (Charcot-Meynert). Durand-Fardel (1) cite une observation dans laquelle un foyer de ramollissement de la couche optique gauche avait donné lieu à une gêne assez notable de la parole, mais pas de paralysie proprement dite.

Les travaux de Vessière, Lépine, Carville et Duret (2), et surtout les remarqables leçons sur les localisations de M. le professeur Charcot, ont jeté un grand jour sur ces questions.

M. Charcot établit que les foyers hémorrhagiques ou de ramollissement intra-cérébraux produisent des hémiplégies croisées, sans hémianesthésie lorsque la capsule interne se

(1) Traité du ramollissement du cerveau, 1873, p. 371.

(2) Vessière. Sur l'hémianesthésie de cause cérébrale (Thèse de Paris, 1875). — Lépine. De la localisation dans les maladies cérébrales (Thèse de Paris, 1875). — Carville et Duret. Arch. de physiol. norm. et pathol., 1875, t. II, p. 352.

trouve lésée ou comprimée dans sa partie antérieure (région des artères lenticulo striées); elles s'accompagnent d'hémianesthésie lorsque la lésion porte sur la partie postérieure (région des artères lenticulo-optiques), de là il est facile de conclure que les troubles dysarthriques de la parole, des hémiplégies d'origine intra-cérébrales, peuvent être rapportées au territoire antérieur lorsqu'elles ne s'accompagnent pas d'hémianesthésie, et au territoire postérieur dans le cas contraire. De même que pour l'hémiplégie, en cas de compression, l'altération de la parole disparaît rapidement après l'attaque; lorsqu'il y a eu lésion, le trouble sera durable.—Quel est le rôle, dans les troubles de la parole, des masses grises du corps strié?

On considère le noyau caudé et les trois parties du noyau lenticulaire comme les organes de mouvements complexes tels que la marche, la course, mouvements dont l'impulsion vient de l'écorce grise.

Broadbend admet que les *corps striés* sont les organes dans lesquels les mots et même les groupes de mots sont formé ou combinés en tant qu'actes moteurs.

Mais les faits cliniques ne se montrent pas d'accord avec cette hypothèse. Il existe, il est vrai, une observation d'Andral (1) dans laquelle une lésion isolée de la substance grise du corps strié semble avoir compromis la formation des paroles, avec intégrité de la volonté. D'autres observations de Durand-Fardel, Vulpian (2) montrent des troubles de la parole survenus à la suite des lésions des *corps striés* du côté gauche. Ici comme pour les lésions de la circonvolution de Broca, le

(1) Clin. méd., t. V, p. 324, obs. XVII.

(2) Mongie de l'aphasie, 1866, obs. XVI.

côté gauche l'emporte en importance sur le côté droit. Il faut pourtant accorder une certaine importance au côté droit, car on voit des troubles de la parole, quoique moins intenses, accompagner des cas d'hémiplégie gauche.

Kussmaul s'exprime en ces termes : « il paraît établi que « les lésions des *corps striés* peuvent rendre l'articulation incom- « préhensible par le bégayement, ou même la détruire complè- « tement. Ces troubles se montrent avec d'autant plus de fixité « et d'intensité que les lésions sont plus étendues, surtout celles « du côté gauche. Mais c'est la tâche de l'avenir de détermi- « ner la différence qui existe entre la part qu'y prennent les « lésions de la substance grise ou de la substance blanche. »

Romberg (1) cite une observation d'atrophie isolée du corps strié du côté gauche, dans laquelle il existait une grande difficulté dans l'articulation des mots.

Cette atrophie circonscrite résultait probablement de sclérose.

On a remarqué que dans la sclérose disséminée, les parties le plus fréquemment atteintes sont les masses centrales, surtout les centres moteurs, et que l'écorce est généralement indemne. Or, dans cette affection comme dans toutes celles qui intéressent les mêmes parties des centres nerveux, on n'observe jamais que des troubles de l'articulation tels que : élocution ralentie, ou précipitée ou scandée, ou bien bégayement et balbutiement, ou bien perte de la parole consécutive à l'abolition de ses phénomènes mécaniques.

Les corps striés semblent former la limite au-dessus de laquelle les lésions de l'encéphale ne déterminent plus seule-

(1) Lehrbuch der Nervenkrankheiten, p. 945.

ment de simples troubles dans l'articulation ; d'autres altérations du langage viennent alors compliquer les symptômes. Ces altérations portent sur la formation des mots elle-même.

PARTIES CORTICALES.

Considérons ces parties supérieures du cerveau, qu'on peut subdiviser en substance blanche et substance grise.

Il serait bien étonnant qu'il n'existât pas de lésion des cellules de la périphérie du cerveau quand on songe à la fréquence, à la gravité et à la profondeur des lésions microscopiques, à l'existence constante d'adhérences entre le cerveau et les membranes chez les déments paralytiques. Les lésions corticales sont l'hyperhémie et l'imbibition de la substance par des produits de nouvelle formation. Au microscope on voit dans les circonvolutions frontales et dans l'insula, des noyaux embyroplastiques abondants qui se trouvent dans les vaisseaux, dans leurs parois et leurs gaînes ; éléments qui sont aussi en quantité innombrable dans la substance nerveuse.

Dans certains cas on rencontre en outre des altérations athéromateuses des vaisseaux ; on a alors affaire à ce que M. Voisin a appelé « paralysie générale à forme sénile. »

Les organes ainsi altérés ne doivent pas pouvoir remplir leur rôle aussi bien que des organes sains, de là la lenteur des idées, la paresse de l'esprit qui se traduit par ce que l'on appelle l'*ânonnement*.

L'association des idées est aussi une opération cérébrale, et quand les cellules sont lésées, il en résulte un vice de fonctionnement qui se traduit dans le langage par des mots insensés au milieu d'une phrase raisonnable, par des phrases nachevées.

La mémoire n'est pas non plus sans nécessiter l'intégrité des cellules corticales et les lésions de ces cellules entraînent différents troubles de mémoire, particulièrement des troubles dans la mémoire des mots, ce qui donne encore lieu à des phrases inachevées; à des oublis de mots, de syllabes, de lettres, à de l'hésitation de la parole.

Une observation de Farge (1) établit que des lésions isolées de la substance blanche dans le voisinage de la troisième circonvolution frontale gauche (sans que la substance grise ne soit malade) peut déterminer des troubles dans la formation des mots. Dans ce cas il s'agissait d'aphasie. Il existe une observation de Jaccoud semblable à la précédente (2).

Comme nous l'avons déjà vu plus haut dans les parties infracorticales, il ne se fait qu'une préparation de l'exécution mécanique et de la combinaison des mouvements que nécessite la parole; mais la formation des syllabes et des mots se fait dans l'écorce.

C'est également dans l'écorce que les mots qu'on entend prononcer, sont reliés à l'idée qu'ils représentent, ce qui constitue leur compréhension. C'est aussi par là qu'ils sont utilisés comme signes de la pensée. L'écorce est enfin le lieu de l'élaboration de cette pensée même.

Pour ce qui est du rôle de l'*insula*, nous citerons textuel-

(1) Gaz. hebd., 1865, n° 44.

(2) Dieulafoy. Gaz. des hôp., 1865, n° 58.

lement ce que nous trouvons dans la thèse remarquable de M. Lépine (1).

« J'ai entendu dire récemment à M. le professeur Broca, qu'il n'avait vu que dans un seul cas d'aphasie l'altération prédominer dans l'insula; dans ce cas, la lésion de la troisième circonvolution était minime; au contraire, il a fréquemment observé une large altération de l'insula sans aphasie. Dans l'état actuel de la question, je crois qu'il ne serait pas inutile de publier les observations, démontrant la possibilité de l'aphasie avec une lésion limitée à l'insula.

« J'ai publié l'année dernière, une observation de ce genre. La lésion était minime et il n'y avait qu'un faible degré d'aphasie...

« Il me paraît donc indubitable qu'une lésion parfaitement limitée à un point de l'insula peut troubler le langage. Serait-ce parce que la lésion de l'insula qui est, comme on sait, lié à la troisième circonvolution par d'abondantes fibres commissurales, produit sympathiquement un trouble dans les fonctions de cette dernière? Ou bien faut-il admettre que le territoire du langage s'étend dans l'insula et présente ainsi une notable étendue?

« .....Je me bornerai à dire que la localisation de la faculté du langage dans la troisième circonvolution et *alentour* me paraît établie aujourd'hui sur des faits irrécusables. »

Nous ne croyons pouvoir mieux faire, tout en étudiant de plus près la localisation dans la substance corticale, que de résumer son histoire.

Gall en eut la première idée (2).

(1) Lépine. De la localisation dans les maladies cérébrales.

(2) Gall et Spurzheim. Anat. et physiol. du syst. nerv., p. 1-4. Paris, 1812-1819.

Bouillaud (1) distingue dans les fonctions de la langue celle qui se rapporte à la parole, des autres mouvements volontaires de cet organe. Il localise le principe législateur de la parole dans les lobes frontaux.

Marc Dax (2) de Sommières (Gard) déposa, en 1836, un mémoire à la réunion des médecins de Montpellier, mémoire dans lequel il établissait, d'après les observations recueillies depuis 1830, que dans tous les cas d'hémiplégie accompagnée de troubles de la parole, la paralysie était à droite et la lésion cérébrale à gauche, et que, dans les cas où des altérations s'étaient manifestées dans l'hémisphère droit il n'y avait rien eu du côté du langage. Ce mémoire ne prit de l'intérêt que lorsque, en 1863, G.Dax (3),le fils du précédent,communiqua un travail à l'Académie de médecine. Il y eut à cette occasion une discussion fort longue et fort importante à laquelle M. Bouillaud prit part.

M. le professeur Broca était d'abord opposé aux doctrines de M. Bouillaud, mais en 1861 (4), adoptant et précisant cette hypothèse, il établit que l'intégrité de la troisième circonvolution et peut-être de la deuxième est indispensable pour la formation du langage articulé. Deux observations appuyaient cette formule.

(1) Traité de l'encéphalite, 1825, p. 157. Recherches cliniques propres à démontrer que la perte de la parole dépend des lobules antérieurs du cerveau et à confirmer l'observation de M. Gall sur le siége du langage articulé (Arch. de méd., 1825, Bull. de l'Acad. de méd., 1839, t. IV, p. 282; 1848, t. XIII, p. 699; 1864, p. 275).

(2) M. Dax. Lésion de la moitié gauche de l'encéphale coïncidant avec l'oubli des signes de la parole, 1836.

(3) Observations tendant à prouver la coïncidence constante des dérangements de la parole avec une lésion de l'hémisphère gauche du cerveau (Bull. de l'Acad. de méd., 1864-1865, p. 173).

(4) Sur le siége de la faculté du langage articulé, avec observations d'aphémie (perte de la parole) (Bull. de la Soc. anat., t. VI, août 1861).

Dans les années suivantes, sur quinze cas d'aphasie on trouve quatorze fois des lésions dans le tiers postérieur de la troisième circonvolution frontale gauche (1); l'on nomma depuis, à l'étranger, cette région circonvolution de Broca.

Une observation de M. Parrot (2) tend surtout à mettre en évidence le rôle, prépondérant du côté gauche. C'est alors que M. Broca (3) émit une hypothèse pour expliquer ce phénomène, tenant d'après lui à ce que la plupart des personnes se servent exclusivement de l'hémisphère gauche pour l'exercice de la faculté du langage, de même qu'elles exercent la main droite de préférence à la gauche.

Dans les observations contradictoires, dans lesquelles on avait cru observer une disparition complète des deux lobes frontaux (4), il restait toujours une partie de la substance de ces régions et particulièrement de la troisième circonvolution gauche.

L'on a voulu expliquer aussi la plus grande fréquence des lésions du côté gauche, dans les cas d'aphasie, par le fait de la plus grande fréquence de ce côté, des lésions cérébrales en général; mais les relevés faits à la Salpêtrière par MM. Vulpian et Charcot, contredisent cette assertion. En effet, ces observateurs éminents citent 58 hémiplégies par suite de lésions siégant à gauche et 52 à droite.

Quoique les lésions des lobes antérieurs ne soient pas les

(1) Remarques sur le siége ce diagnostic et la nature de l'aphasie (Bull. de la Soc. anat., juillet 1863).

(2) Broca. Loc. cit., juillet 1863.

(3) Du siége de la faculté du langage articulé dans l'hémisphère gauche du cerveau (Bull. de la Soc. anthropol., juin 1865).

(4) Cruveilhier. Anatom. pathol., liv. VIII, pl. VI. — Velpeau. Bull. de l'Acad. de méd., 1843; p. 862. — Bergmann. Vierchow's Jahresber, 1872, vol. II, p. 52,

seules qui puissent s'accompagner de troubles aphasiques, il est cependant certain qu'elles les provoquent beaucoup plus fréquemment que les autres régions.

Séguin établit, d'après les travaux de Dax et Bouillaud la proportion de $\frac{514}{31}$

Voisin (1) trouva le lobe antérieur gauche atteint 140 fois, sur six cas de lésions du lobe droit.

Lohmeyer (2) reconnaît 53 cas d'aphasie suivie d'autopsie 50 fois, la lésion siégeait à gauche. Rosenstein (3) et Th. Simon (4) citent des observations de lésion isolée de lobes de la circonvolution gauche, avec aphasie.

Ce n'est que rarement qu'on a observé des cas d'aphasie bien caractérisée, avec des lésions circonscrites dans d'autres régions, et ici encore le côté gauche l'emporte au point de vue de la fréquence. Ces cas ont été observés par MM. Peter (5), Meynert (6), Voisin (7), Cornil (8), Tripier (9), Kussmaul (10). Enfin des observations de MM. Jaccoud, Farge, Paphom, montrent que des lésions circonscrites de la substance blanche périphérique peuvent donner lieu à de l'aphasie.

(1) Art. Aphasie (Dict. de méd. et de chir. prat.
(2) Archiven f. Klin. Chirurgie, 1872, t. XIII, p. 309.
(3) Berlin Klin. Wochenschrift, 1868, p. 182.
(4) Berlin Klin. Wochenschrift, 1871, p. 599.
(5) Bull. de l'Acad. de méd., 1865, 25 avril.
(6) Wien. med. Jahrb., 1866, vol. XII, p. 154.
(7) Soc. méd. des hôp., 1868.
(8) Gaz. méd., 1864, p. 534.
(9) Gaz. méd., 1874, nº 2.
(10) Kussmaul. Loc. cit., p. 143.

La seule région pour laquelle il n'y ait pas d'observation à cet égard est le *lobe occipital*.

Nous pouvons donc conclure de ce qui précède que : les lésions du lobe frontal gauche et en particulier de sa *troisième circonvolution*, ne possèdent pas le privilége de produire l'aphasie, quoiqu'elles aient à cet égard une grande prépondérance sur les autres parties du cerveau.

Comme nous l'avons déjà dit, M. Broca explique le fait de prédominance du côté gauche parce que les droitiers sont gauchers du cerveau. On n'a guère pu citer d'observations contradictoires.

En effet, dans des cas de lésions du côté droit, il se trouvait que les malades étaient gauchers ou bien encore, le rétablissement de la parole, malgré une lésion persistante de la circonvolution de droite s'expliquait très-bien par la loi de suppléance (Vulpian).

L'éminent anthropologiste a tiré de l'examen de 40 cerveaux la conclusion suivante : les circonvolutions sont notablement plus nombreuses dans le lobe frontal gauche que dans le droit; l'état inverse existe dans les lobes occipitaux.

Suivant les statistiques du docteur Boyd qui sont basées sur environ 800 faits, le poids de l'hémisphère gauche surpasse presque toujours d'un huitième environ celui du côté droit.

D'après Gratiolet (1854), les circonvolutions frontales de l'hémisphère gauche se montrent plus tôt et les premières sont nettement figurées que les secondes sont encore à peine visibles.

M. Broca a lu récemment, à l'Académie de médecine, un rapport ou un mémoire de M. Armand Fleury de Bordeaux;

d'après ce rapport, il résulterait des différences anatomiques des carotides, que l'hémisphère cérébral gauche recevrait plus de sang que le droit, d'où l'auteur tire la conclusion : que le rôle de l'hémisphère gauche est plus important.

Kussmaul (1) fait observer que dans les cas d'aphasie ataxique, ou bien à la fois amnésique et ataxique, les régions antérieures de l'écorce n'ont été trouvées altérées qu'exceptionnellement. Au lieu que les aphasies amnésiques pures se sont trouvées accompagnées de lésions isolées des régions corticales soit antérieures, soit postérieures.

Piorry (2) cite l'observation d'un vieil ecclésiastique, qui, après une attaque d'apoplexie perdit la mémoire des substantifs ; et l'autopsie révéla trois anciens foyers apoplectiques du corps strié du côté gauche.

Cornil (3) publia l'observation d'un malade chez lequel les troubles de la parole semblaient de nature purement motrice ; il y avait chez lui un foyer inflammatoire de la deuxième circonvolution pariétale postérieure, foyer d'une surface d'environ 12 centimètres.

Peut-on d'après cela assigner un siége distinct, à la mémoire des mots, en tant qu'impresions auditives et à la coordination des mouvements que nécessite la production de ces mêmes mots? une pareille conclusion serait au moins très-hasardée, de notre part.

En nous résumant, nous dirions donc que :

L'organe où les idées s'élaborent ou si l'on aime mieux l'organe par l'intermédiaire duquel les idées prennent naissance,

(1) Loc. cit., p. 151.

(2) Bull. de l'Acad. de méd., 1864-1865, t. XXX, p. 793.

(3) Gaz. méd., 1864, p. 534.

est sans doute, la périphérie du cerveau dans sa partie antérieure. Les appareils dont le jeu transforme l'idée primitive en langage articulé, sont les suivants :

1° Une série de fibres conductrices allant de la périphérie du cerveau à la protubérance, et passant par les corps striés ou dans leur voisinage.

2° Le centre basilaire comprenant :

a. Une série de cellules nerveuses se trouvant dans le bulbe et transmettant aux nerfs bulbaires, l'impression primitive et les ordres de la volonté, relativement à l'expression de l'idée primitive.

b. Les nerfs bulbaires facial, hypoglosse, etc.

3° Les nombreux muscles animés par ces nerfs.

Des troubles de la parole en général.

Comme nous l'avons déjà dit plus haut, il faut pour que la parole soit produite :

1S a préparation dans l'intelligence, ou en d'autres termes, il faut que l'idée soit conçue.

2° L'idée est revêtue de la forme voulue pour que nous puissions la traduire au dehors, c'est ce que nous avons appelé diction.

3° Enfin survient l'articulation ou production des mots extérieurs.

Cependant ces trois actes ne sont pas absolument et constamment liés entre eux. Si le dernier suppose le second et celui-ci le premier, il n'en est pas de même dans l'ordre inverse : le premier acte peut exister sans les deux autres ; le premier et le second peuvent exister seuls sans que le dernier s'ensuive.

La surdimutité nous donne un exemple remarquable de cette indépendance ; le sourd-muet pense et conçoit l'idée ; il l'exprime par le geste et l'écriture, mais il ne peut parler.

Cette indépendance et à la fois cette subordination se continuent dans l'ordre pathologique. Il est facile de voir que si le premier acte est troublé, les deux autres le seront dans le même sens, si le second est lésé, le dernier le sera également ; mais le premier pourra bien ne pas l'être, enfin l'altération du troisième n'entraînera pas nécessairement la lésion des deux autres.

De là trois grandes classes à établir dans les troubles de la parole.

A la première appartiennent une série de faits dans lesquels la parole est entièrement abolie ou singulièrement limitée.

La pensée est plus ou moins altérée ou détruite. Nous risquerions de nous égarer dans le vaste domaine des maladies mentales, si nous voulions insister sur cet ordre de troubles ; nous ne nous occuperons que de ceux qui entraînent des modifications dans la parole (dysphrasies).

M. Proust (1) donne à cet ordre le nom d'*alogies* que lui a imposé M. le professeur Broca.

Nous préférons les désigner sous celui de *dyslogies* avec M. Kusmaul. L'α privatif fait penser à une suppression complète, au lieu que δυς permet de comprendre sous cette dénomination divers degrés. Dans la dyslogie l'individu a perdu ce qu'on appelle « la connaissance ; » il est privé de cette

(1) Proust. Loc cit.

espèce de « grand ressort » de l'intelligence, que désignait le mot grec λογος.

Nous étudierons dans cette classe la mutité (ou aphrasie) volontaire, l'ânonnement, le bredouillement, les troubles du langage chez les idiots et les microcéphales, etc.

Les troubles de la seconde classe peuvent être nommés *dysphasies*. Ici viennent se ranger l'aphasie et ses différentes variétés et l'amnésie.

Nous étudierons plus loin les différences qui séparent ces deux formes.

Enfin, dans la troisième variété, l'idée est conçue, elle peut-être exprimée par la geste et l'écriture; mais l'appareil buccal n'obéit plus à la volonté.

Ici encore nous préférons le nom de *dyslalies* (Kussmaul) à celui d'alalies proposé anciennement par Joseph Frank, d'une part pour les raisons qui nous ont déjà fait préférer l'expression de dyslogie, d'autre part parce que M. le professeur Jaccoud a groupé sous le mot d'alalie tous les troubles de la parole. Nous pouvons distinguer ici deux variétés dans ces troubles de l'articulation.

1° Ceux qui sont déterminés mécaniquement par des défauts des appareils extérieurs de la parole ou de leurs nerfs moteurs — *dyslalies proprement dites.*

2° Ceux qui sont de cause centrale, déterminés par des troubles organiques ou fonctionnels — *disarthries.*

Parmi les premiers, nous trouvons les formes les plus fréquentes du bégayement, du balbutiement, l'aphtongie, les dyslalies mécaniques, laryngée, nasale, linguale, dentale et labiale.

Les seconds sont principalement, certains bégayements, le tremblement de la parole, la forme que nous décrirons sous le nom d'achoppement des syllabes, la parole scandée et les troubles de cette fonction dans la paralysie générale, la sclérose en plaques, les paralysies bulbaires, etc.

En nous résumant, nous pouvons donc dire que d'une part nous avons les logopathies ou dyslogies dépendant surtout des troubles de l'intelligence; d'autre part, intéressant plus spécialement la parole, les dysphasies et les dyslalies que nous pouvons réunir sous le nom commun *lalopathies*.

Le tableau suivant nous fera d'ailleurs mieux comprendre que toute espèce d'explication.

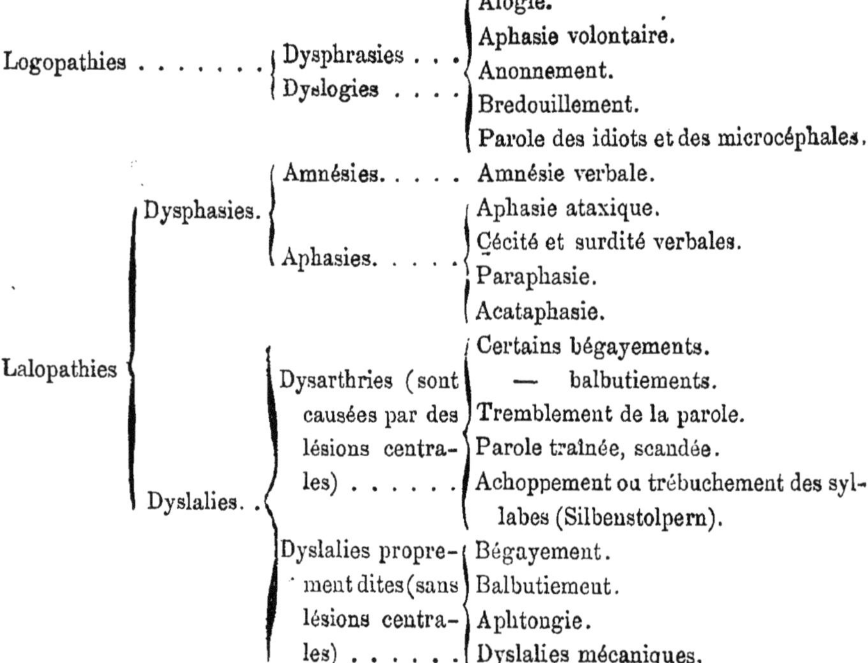

Logopathies		Dysphrasies Dyslogies	Alogie. Aphasie volontaire. Anonnement. Bredouillement. Parole des idiots et des microcéphales.
Lalopathies	Dysphasies.	Amnésies	Amnésie verbale.
		Aphasies	Aphasie ataxique. Cécité et surdité verbales. Paraphasie. Acataphasie.
	Dyslalies.	Dysarthries (sont causées par des lésions centrales)	Certains bégayements. — balbutiements. Tremblement de la parole. Parole traînée, scandée. Achoppement ou trébuchement des syllabes (Silbenstolpern).
		Dyslalies proprement dites (sans lésions centrales)	Bégayement. Balbutiement. Aphtongie. Dyslalies mécaniques.

Certaines formes de troubles rentrant dans ces trois classes que nous avons établies, dyslogies, dysphasies et dyslalies, sont quelquefois très-difficiles à débrouiller dans des complexes.

Il est certain que ce n'est pas toujours chose facile que de déterminer par les symptômes dans quelle catégorie se classe tel ou tel trouble du langage.

En effet, il est facile de s'en rendre compte en considérant les difficultés qu'il y a à déterminer seulement si un homme ne veut on ne peut parler; si quelqu'un n'écoute pas ce qu'on lui dit, s'il ne veut ou ne peut l'entendre, s'il ne comprend pas les paroles parce que son intelligence est affaiblie, parce qu'il est distrait ou parce qu'il ne sait plus la valeur des mots. Un autre, produit des sons altérés, balbutie; ce trouble, tient-il à un vice d'éducation, à un vice de conformation ou à une paralysie de la langue etc. ?

Il ne faudrait cependant pas s'exagérer les difficultés.

Dans certaines dyslogies qui pourraient être confondues avec l'aphasie, le malade ne parle pas parce qu'il n'a pas d'idées à exprimer. Il est dans le coma, la stupeur, la démence et n'a pas cette mimique si expressive de aphasiques. On ne confondra pas, d'ailleurs, un aphasique, un idiot ou un microcéphale. On voit quelquefois se développer successivement chez certains malades l'alogie puis l'aphasie.

M. Proust (1) cite une malade de la salle Sainte-Madeleine chez laquelle on observa cette succession.

« . . . Elle tomba après une attaque dans une stupeur complète, devint incapable de proférer une parole, il y avait alogie. Peu à peu la lésion intellectuelle s'améliora, la stupeur fit place à l'apathie, la face cessa d'être absolument inerte. Bientôt l'apathie et l'indifférence cessèrent et la malade se

(1) Proust. Loc. cit.

retrouva en possession de ses facultés intellectuelles. Cependant la parole était restée dans le même état; à l'alogie avait succédé l'aphasie. »

Pour ce qui est des dyslalies leur distinction est en général très-facile. M. Proust cite une observation (sur laquelle nous reviendrons plus loin) dans laquelle une femme offrant des symptômes de paralysie labio-glosso-pharyngée présenta au début des symptômes ressemblant beaucoup à de l'aphasie; mais au bout de peu de temps il fut facile de voir qu'elle pouvait donner à la pensée la forme voulue pour la produire au dehors; elle avait pour la communiquer l'écriture, mais la parole lui faisait défaut. Le troisième acte de la faculté de parler se trouvait empêché, quoique les deux premiers ne fussent pas troublés. Or cette abolition de la parole était due à l'impuissance des muscles du voile du palais, de la langue, des lèvres.

Des troubles de la parole en général nous passons maintenant à l'étude de chaque trouble en particulier; nous suivrons l'ordre que nous avons adopté dans l'étude anatomique.

Nous commencerons par les troubles dépendant de lésions situées au-dessous du corps strié; nous savons en effet que ces organes forment la limite supérieure des *dysarthries* pures. Les lésions situées plus haut déterminent des dysphasies que nous étudierons ensuite.

Nous verrons dans le chapitre suivant certaines dyslogies et dans une dernière partie les dyslalies proprement dites, qui ne s'accompagnent pas de lésions centrales.

Dysarthries.

L'articulation est un ensemble de mouvements extérieurs et intérieurs d'où résulte la formation de certains groupes de sons, réunies entre eux; les groupes de sons ainsi articulés portent le nom de *mots*. Les différents éléments de ces groupes sont les syllabes; elles sont constituées elles-mêmes par un ensemble de sons, produits par l'association des lettres, qui se subdivisent en voyelles et en consonnes.

La formation des lettres, leur groupement sous forme de syllabes, et la réunion de ces dernières pour la constitution des mots, sont trois fonctions qui s'exercent simultanément dans la parole normale.

Cependant elles peuvent être isolément troublées; ce qui prouverait une certaine indépendance dans leur mécanisme organique. C'est en effet ce qui semble ressortir de l'étude des troubles de l'articulation.

Nous ne nous occuperons dans le présent chapitre que des *dysarthries*, c'est-à-dire des troubles de l'articulation causés par des lésions centrales. Nous étudierons dans le dernier chapitre, sous le nom de *dyslalies* proprement dites, ceux qui ne s'accompagnent pas de lésions centrales.

Nous commencerons par examiner ce que devient la parole dans les paralysies ayant pour point de départ le bulbe, décrites par Wachsmuth sous le nom de *paralysies bulbaires* et qui rentrent dans le groupe des paralysies labio-glosso-pharyngées de Duchenne.

Les troubles de la parole sont fréquents dans les cas o la protubérance et la moelle allongée sont intéressées. C'es l'anarthrie qu'on observe. C'est l'innervation des muscle desservant la parole qui est troublée. Le plus souvent l'arti culation est influencée par une espèce de paralysie du ner hypoglosse, plus rarement par celle du nerf facial; dans c cas les labiales seules sont mal prononcées, si les branche plus profondes du facial sont atteintes, les palatines sont éga lement mal articulées et le langage est nasonné. L'on voit e même temps souffrir la déglutition. Le degré de l'anarthri dépend naturellement de l'intensité de la paralysie.

Les maladies les plus diverses de la moelle épinière se rat tachent à cette complication : la myélite, la paralysie ascen dante, l'atrophie musculaire progressive, rarement le tabe dorsalis.

Dans la *paralysie bulbaire progressive*, d'après Dnchenne (1) la maladie débute par des symptômes de paralysie dans l langue dont les mouvements sont lents, lourds, les articula tions ne sont pas claires et nettes. Viennent ensuite des pa ralysies des muscles du voile du palais qui rendent la voi nasonnée. Plus tard l'orbiculaire des lèvres est engagé à so tour. Le langage, la mimique et la déglutition souffrent en core davantage, la phonation devient pénible, impossible e finalement la dyspnée est suffocante.

Le commencement de la maladie est en règle générale asse lent. Les premiers symptômes sont si ingnifiants qu'ils pas sent inaperçus. Ils consistent en un léger empêchement dan la parole, empêchement qu'on regarde comme accidentel e

(1) Duchenne (de Boulogne). De l'électrisation localisée 1872, 3e édit., p. 570.

passager et qu'on attribue à la gêne qui résulterait de la présence d'une dent très-tranchante. Ce n'est que par sa persistance et son augmentation qu'il appelle l'attention. Il arrive néanmoins que le début est soudain. Kussmaul cite un prêtre qui fut atteint au milieu d'un sermon. D'autres auteurs mentionnent également de ces cas apoplectiques.

D'après Kussmaul (1), le malade perd d'abord le R et le Sch (ch) c'est-à-dire les consomnes que l'enfant prononce en dernier lieu, ensuite s'en vont le S, le L, le K (c dur), plus tard le D et le N.

Par l'engagement des lèvres parmi les organes paralysés, le P et l'F, puis successivement le B, l'M et le W (v) sont sacrifiés.

Parmi les voyelles c'est l'I qui devient impossible lorsque l'articulation linguale est atteinte en premier lieu.

Lorsqu'au contraire les lèvres sont paralysées, l'O et l'U sont d'abord éliminés, puis plus tard l'I et l'E ; l'A tient bon tant qu'il y a une phonation.

La paralysie du voile du palais rend le nasonnement inévitable. Quand le langage articulé tout entier à fait naufrage, tout ce qu'il est encore possible d'entendre, ce sont quelques sons inarticulés qui ne rappellent les mots que de loin et qui ne sont compréhensibles que par des personnes habituées à les entendre et à les interprêter.

Ces troubles de la parole qu'on pourrait appeler avec Kussmaul *balbutiement bulbo-nucléaire* (balbo-nucléaires stammlen) sont accompagnés de paralysie et d'atrophie de la langue, de

(1) Kussmaul. Loc. cit., p. 69.

la gêne dans la déglutition; ce sont là des signes qui permettent d'en établir le diagnostic.

Dans la *paralysie bulbaire* ou *sclérose du bulbe, chronique*, les symptômes constituent un groupe dans lequel rentrent les contractions fibrillaires des muscles de cet organe et de trou-troubles de la parole, les attaques convulsives de rire et de pleurer et certains troubles ataxiques.

On observe un développement très-lent de paralysie des extrémités qui s'aggrave finalement de paralysie de la langue, de la parole et tout à la fin des organes respiratoires.

Ces troubles dysarthriques consistant en balbutiement et allant jusqu'à l'impossibilité complète de s'exprimer par des sons, peuvent être déterminés par d'autres processus pathologiques, aussi bien que par la paralysie bulbaire progressive. Il s'agit soit de lésions chroniques d'un autre genre, soit de maladies aiguës.

Des hémorrhagies, des foyers de ramollissement, des abcès, des tumeurs, des noyaux de sclérose, etc. La moelle allongée peut encore être comprimée par suite de lésions des os ou du périoste de la boîte crânienne.

Des dégénérations secondaires peuvent enfin s'étendre au bulbe, depuis la moelle ou la protubérance.

Dans les *méningites spinale* et *cérébro-spinale* à forme sidérante on observe des phénomènes de dépression d'une rapidité extraordinaire. Entre autres, la perte de la parole, symptôme qui apparaît quelquefois déjà dans le cours de la maladie quelquefois dans une période subséquente et qui peut appartenir il est vrai aussi bien à l'apharie qu'à l'anarthrie.

Dans les apoplexies de la protubérance de la moelle allongée on observe les mêmes phénomènes. La parole, l'ouïe se sont trouvés fréquemment perdus après des coups sur la tête, des soufflets, etc. Il est clair qu'il ne s'agit pas dans ces cas de déchirure du tympan. Le trouble du langage est l'anarthrie et se complique fréquemment de gêne dans la déglutition.

D'autres symptômes cérébraux peuvent être de la partie : douleurs, léger délire, etc. Les patients sont tourmentés quelquefois assez longtemps par ces symptômes ; après quelques semaines, quelques mois, arrive la guérison. Mais les troubles peuvent aussi devenir chroniques et dans ce cas la parole reste plus ou moins altérée.

Nous citerons, comme exemple, une observation de M. Proust, dont nous avons déjà parlé à propos de la possibilité de confondre les dyslalies avec l'aphasie.

« J'ai observé, il y a deux ans, une alalie qui débuta, comme l'aphasie, par une hémiplégie droite qui guérit.

Il n'y avait eu aucun phénomène, comme vertiges, fourmillement, perte de connaissance successive. Dans une seconde attaque, les lèvres, la langue, le voile du palais, le pharynx présentèrent des désordres. La déglutition était difficile, pour avaler les liquides la malade remplissait d'abord la bouche, puis, jetant la tête en arrière, elle en portait le contenu jusque dans le pharynx et si la quantité était trop grande, une partie s'échappait au dehors au moment de la contraction pharyngienne, il lui arrivait souvent aussi d'avaler de travers, de tousser et de tout expulser par l'orifice buccal. Avec de la patience, elle arrivait à avaler quelques cuillerées de bouillon. Inutile d'ajouter qu'il avait fallu renoncer aux aliments solides.

L'impossibilité de faire entendre une parole intelligible et surtout l'hémiplégie droite pouvaient faire croire à l'existence de l'aphasie. Mais cette femme avait conservé intacte la faculté de convertir ses idées en mots ; le seul pouvoir de les articuler lui manquait. S'étant exercée à écrire de la main gauche, en quelques jours elle eut fait son apprentissage et put nous demander, en très-bon français ce dont elle avait besoin ; elle nous racontait les changements survenus dans son état, nous remerciait souvent.

Plus tard, quand les mouvements sont devenus plus faciles, la parole a suivi la même progression. Nous l'avons vue devenir d'autan plus distincte et intelligible, que les mouvements de la langue et de lèvres étaient eux-mêmes moins gênés. Et il a été alors parfaitemen évident qu'elle n'avait pas besoin de chercher les mots dont elle voulai se servir.

Ce trouble de langage, cette abolition de la parole étaient dus à l'impuissance des muscles du voile du palais, de la langue, des lèvres Elle ne pouvait faire entendre dans de pareilles conditions qu'un brui inintelligible, un bredouillement confus; elle ne pouvait articule la voix. Le trouble de la parole ne portait pas seulement sur le mots, les lettres elles-mêmes ne pouvaient être dites. Parmi le voyelles, l'A, qui n'exige aucune position spéciale des organes qui se forme en quelque sorte à l'état de repos, était la seule lettr parfaitement prononcée. L'E muet ne s'entendait que difficilement L'É fermé, l'È ouvert, les autres voyelles et toutes les consonne ne se traduisaient à l'extérieur que par un bruit monotone, une sorte d grognement tenant le milieu par le son entre l'A et l'E. »

M. Proust cite encore un autre cas dans lequel l'ale-lie mécanique avait pour origine un ramolissement is-chémique du bulbe résultant lui même d'une embolie céré-brale.

Le langage articulé peut être altéré encore même sans que les noyaux bulbaires soient lésés eux-mêmes. En effet, il peu y avoir des *lésions isolées de la protubérance et de la moelle al-longée*, les voies de conduction qui relient le cerveau aux noyaux bulbaires sont atteintes. On observe dans le premier cas, que les voyelles et les consonnes peuvent être encore formées très-bien et très-distinctement, mais elles sont émises tantôt isolées, tantôt combinées en syllabes, d'une façon tantôt trop lente, tantôt inégale, tantôt à de trop grands intervalles.

Les voies qui vont aux muscles sont encore toutes libres, mais elles ne sont plus aussi unies, aussi faciles, certains faisceaux ou groupes de faisceaux sont détruits et la conduction se fait par des détours.

Lorsqu'il y a lésion simultanée de la protubérance et de la moelle allongée, la conduction est plus profondément endommagée, elle ne peut plus même être effectuée par des voies auxiliaires. Ici encore nous observons la prononciation balbutiée des voyelles et des consonnes, allant jusqu'à la destruction complète de la parole articulée.

Dans ces cas il est possible de voir la langue exécuter encore tous les mouvements qui lui sont commandés avec rapidité et précision, ce qui ne se voit pas dans le balbutiement d'origine nucléaire. La langue peut encore être tirée de beaucoup au delà des dents, la mastication et la déglutition s'effectuent bien, quoique la parole soit déjà devenue très-indistincte. Cependant ces malades ne pouvaient plus aussi facilement exécuter certains mouvements et faire claquer leur langue, par exemple; de plus la mastication et la déglutition commencent à les fatiguer. La parésie des lèvres, de même, ne se traduit souvent que par un affaiblissement du son en sifflant.

Dans la *sclérose en plaques*, la parole ne subit guère d'autre trouble que les dysarthries. Dans la forme purement spinale il n'y a même pas de troubles de la parole. Dans la sclérose cérébro-spinale, la parole est paresseuse, traînante, inintelligible, il semble que la langue soit devenue «trop épaisse»,

(Charcot). Les mots sont pour ainsi dire pressés au dehors après des efforts visibles, en s'arrêtant et en scandant. Après chaque syllabe il y a une pause et les syllabes sont traînées. La diction est plutôt de l'hésitation que du bégayement. Certaines consonnes, *b*, *p*, *g*, sont particulièrement mal prononcées. Malgré ce haut degré d'altération de la parole, les mouvements des muscles de la langue ne dévient pas très-souvent de leur fonctionnement normal. Ils sont faciles dans tous les sens, un peu courts, un peu lents, peut-être, mais il n'y a pas de mouvements fibrillaires, pas d'atrophie. La déglutition est presque toujours intacte. Rarement et seulement dans les stades avancés, arrive la véritable paralysie de la langue et de la parole qui alors est accompagnée de troubles dans la déglutation et dans la respiration.

« La parole peut être embarrassée à un haut degré sans que la langue présente la moindre trace de tremblement, dit M. le professeur Charcot (1). Toujours d'ailleurs, du moins d'après mes observations, la langue conserve son volume normal, et jamais je ne l'ai vue ridée à sa surface, comme cela s'observe dans certains cas de paralysie labio-glosso-laryngée avec atrophie des muscles linguaux. D'abord à peine appréciable, l'embarras de la parole s'aggrave progressivement pendant le cours de la maladie, jusqu'à rendre parfois le discours à peu près incompréhensible. Il est des cas où on le voit s'aggraver tout à coup, comme par accès, pour s'amender ensuite temporairement.

En somme, l'embarras de la parole qu'on observe dans la sclérose cérébro-spinale, se rapproche à beaucoup d'égards

(1) Charcot. Leçons sur les maladies du système nerveux, 1re édit., t. I, p. 235.

du symptôme correspondant de la paralysie générale progressive.

Quoiqu'il en soit, ce trouble dans l'articulation des mots, est un symptôme très important de la sclérose multiloculaire. Il peut contribuer puissamment à fonder le diagnostic, principalement dans les cas, exceptionnels d'ailleurs, où le tremblement de la tête et des extrémites supérieures fait défaut. »

Il s'agit souvent dans ces cas de troubles dans la transmission de l'impulsion motrice.

Kussmaul (1) cite un cas de sclérose cérébro-spinale dans lequel la parole fut incompréhensible jusqu'à la fin, les sons en eux-mêmes n'étaient altérés que par un léger zézayement; mais les mots, sans être scandés, étaient en quelque sorte coupés ; la malade les prononçait d'une voix un peu chevrotante, et les poussait au dehors avec effort.

Citons encore ici ce que dit M. le professeur Charcot à propos de la *paralygie agitante* (2).

« ..... Il n'y a pas d'embarras réel de la parole, mais le discours est lent, saccadé, la parole brève et il semble que la prononciation de chaque mot coûte un effort considérable de la volonté. Si l'agitation du corps est excessive il peut arriver que la parole soit tremblante, entrecoupée, comme elle l'est chez les individus qui, peu habitués à l'équitation sont montés sur un cheval lancé au trot. Toutefois on ne saurait voir évidemment, dans ces deux cas, qu'un phénomène de transmission. Souvent enfin les malades semblent parler entre les dents. »

(1) Kussmaul. Loc. cit., p. 70.

(2) Charcot. Loc. cit., p. 168

Nous citerons encore à propos de la parole, un fragment de l'observation de Berd... Chez elle, la parole a commencé à devenir difficile, il y a deux ans et, depuis un an, l'embarras de l'élocution s'est accru considérablement. Quand la malade parle, elle a du tremblement des lèvres et l'émission des premières syllabes se fait assez péniblement; la parole est tremblante, surtout au dehors, et peu à peu, à mesure que la phrase s'avance, les mots sont moins tremblants et prononcés d'une voix plus forte. La malade semble parler entre ses dents, les lèvres s'écartent à peine, les mâchoires sont comme accolées l'une contre l'autre. La langue est animée d'un tremblement uniforme, général, même lorsqu'elle est dans la cavité buccale, et quand elle est allongée le tremblement augmente. La malade prétend qu'elle ne peut laisser longtemps la langue au dehors de la bouche: « elle rentre, dit-elle, malgré moi. » La bouche est souvent remplie de salive et Berd... attribue à ce phénomène une partie de sa difficulté à s'exprimer. »

Il va de soi que la parole peut être balbutiée au point de devenir incompréhensible, dans les cas de lésions des voies de conduction parties de l'écorce du cerveau, quoique les noyaux bulbaires et les voies de conduction de la base soient intactes.

Nous citerons ici un cas de Jolly (1). « Il y avait une sclérose de la substance blanche, les amas de substance grise étaient tous indemnes. La malade balbutiait à la fin, au point qu'elle ne pouvait dire d'une façon compréhensible *oui* et *non*. L'intelligence resta intacte jusqu'au bout. Ce qu'il y a de remarquable chez cette malade, c'est que, lorsque déjà

(1) Arch. f. Psyct., 1872, t. III, p. 711.

toutes les consonnes n'étaient plus compréhensibles, elle pouvait oencre très-nettement prononcer les voyelles avec une tonalité un peu élevée. Lorsqu'elle fut devenue incompréhensible, elle émettait, lorsqu'elle voulait parler, des sons clairs et ayant le même ton. Elle ne pouvait tirer la langue qui ne paraissait pas atrophiée.

Il est à remarquer que dans la sclérose disséminée, tant que les parties corticales ne sont pas atteintes, ce ne sont que l'articulation mécanique ou la cadence de la parole qui sont altérées.

Jamais nous n'observons ici le trébuchement des syllabes que l'on rencontre si fréquemment chez les aliénés paralytiques ni d'aphasie. Il ne faut pas confondre le fait de scander les syllabes avec le trébuchement des syllabes. Dans le premier trouble, les sons, les syllabes et les mots sont bien coordonnés, mais il y a de petits intervalles entre les syllabes dans le second ordre de troubles, il existe un désordre dans la façon dont les mots et les syllabes sont placés.

Ainsi comme le fait remarquer Westphal, un dément paralitique dira : *artrillerarie* au lieu d'*artillerie*, le malade atteint de sclérose en plaque dira : *ar-til-le-rie*.

Enfin des désordres analogues ont été constatés dans les paralysies qui suivent certaines maladies aiguës, comme Westphal l'a indiqué dans la variole et d'autres dans les diphthéries, le typhus. Ils paraissent se lier à un défaut de coordination dans les mouvements du corps et à un ralentissement dans la transmission motrice. L'état puerpéral aussi a des cas semblables à offrir.

Les traumatismes ne sont pas moins à craindre et des lésions qui, de prime abord, n'ont pas fixé l'attention, peuvent prendre une marche insidieuse et être regardées, alors comme le point de départ de paralysies dont l'appréciation puisqu'elles sont indirectes, est quelquefois très-difficile et embarrassante pour les experts devant les tribunaux. Des accidents de chemin de fer, des violences exercées sur la tête ou sur la colonne vertébrale, des coups de canne, de simples soufflets ont été l'occasion de procès dans lesquels les troubles de la parole jouent un rôle.

En considérant les lésions des parties situées plus haut, nous pénétrons dans le centre des hémisphères cérébraux. Nous pouvons rencontrer là des dysarthries consécutives et des hémiplégies, et nous pouvons distinguer des dysarthries lenticulo-striées et lenticulo-optiques. Les secondes se reconnaissent par l'adjonction de l'hémianesthésie, les premières ne s'accompagnent pas de cette complication. Lorsque le trouble de la parole cède peu de temps après l'attaque d'apoplexie, il est probable qu'il s'agissait de compression ; lorsqu'il s'établit d'une façon durable, cela indique que probablement il y a eu déchirure d'une voie de conduction.

Pour ce qui est des corps striés, Broadbent leur attribue une grande importance pour la formation des mots et leur groupement. Mais il n'existe jusqu'ici qu'une seule observaion qui semble confirmer cette hypothèse,

Andral (1) raconte qu'une femme de 80 ans avait, d'après les personnes qui la connaissaient, perdu brusquement la parole trois ans avant son entrée à la Pitié; il n'y avait pas eu d'autre trouble dans les fonctions cérébrales. Il la trouva complètement privée de parole, elle ne pouvait articuler un mot, mais comprenait ce qu'on lui disait et savait se faire comprendre par signes. Elle était en possession de tous ses sens

(1) Clin. méd., 3 édit., t. V, p. 324, obs. XVII.

et mouvait librement les membres et la langue. Mort par une affection cardiaque et du décubitus. On ne trouva dans le cerveau que deux anciens foyers de ramollissement de la grosseur d'un fort pois. L'un se trouvait à la partie postérieure du corps strié gauche, l'autre dans le centre ovale de l'hémisphère droit.

Comme nous l'avons déjà vu, à propos de l'anatomie des centres du langage, les corps striés établissent la limite supérieur des régions de l'encéphale dont la lésion peut produire des troubles dysarthriques, soit la parole traînée, précipitée ou scandée, soit le bégayement, le balbutiement ou bien une abolition de la parole par destruction de la formation mécanique des lettres.

Un pas de plus et nous sommes en pleine dysphasie, c'est elle que nous allons considérer dans le chapitre suivant.

TROUBLES DÉPENDANT DES PARTIES CORTICALES.

Ces troubles ne se limitent pas aux dysphasies. Lorsque les opérations de l'entendement sont troublées, la parole en rend compte et ces troubles de la parole dépendant des troubles intellectuels, sont dits *dyslogiques*. (Dysphrasies. Kussmaul.)

Nous avons donc deux espèces de troubles d'origine corticale, les dysphasies et les dysphrasies. Nous étudieron plus loin les dysphrasies.

DYSPHASIES.

En médecine clinique on distingue tous les troubles corticaux sous le nom d'aphasies, que la diction soit altérée ou bien que ce soit l'articulation. On distingue ensuite l'*aphasie ataxique* de l'*amnésique*. La première tient à l'impossibilité de coordonner les mouvements de la parole, la seconde est l'impossibilité de se rappeler les mots en tant qu'images sensorielles ou signes acoustiques.

L'aphasie ataxique n'est, à proprement parler, qu'une anarthrie corticale des mots. Mais examinons d'abord ce que l'on entend en général par aphasie.

L'aphasie n'est pas une maladie, c'est un symptôme, symptôme qui consiste en un trouble partiel de la faculté d'exprimer ses idées.

C'est un état dans lequel certaines personnes perdent d'une façon complète ou partielle l'usage de la parole sans qu'il y ait un trouble de l'intelligence, sans obstacle mécanique dans l'appareil extérieur, sans paralysie musculaire ou contracture, et sans lésion des éléments nerveux qui président à l'articulation des différents sons. Lorsque dans de pareilles conditions, la parole ne se perd pas et qu'à la place d'un mot désigné, il s'en place un autre impropre, il s'agit de *paraphasie*.

On en est arrivé enfin aujourd'hui à désigner sous le nom d'aphasie, non seulement les troubles de la parole proprement dite, mais tous les complexus de symptômes qui empêchent l'homme de s'exprimer.

Finkelnburg propose de désigner tous ces troubles sous le nom d'*asymbolies*, lesquelles se subdiviseraient alors en asymbolie verbale, graphique ou mimique. Quoi qu'il en soit cette expression n'a pas prévalu. Steinthal propose celle d'*asémie*.

On peut dire que le mot aphasie ne peut pas s'appliquer

indistinctement à tout trouble de la parole et qu'il ne doit pas non plus être limité au seul trouble de la parole. (Bonat). Dans l'aphasie, le langage d'action ou naturel persiste, le langage artificiel est altéré ou aboli.

M. Jaccoud avait admis cinq variétés d'alalie (pour lui alalie est synonyme de perte de la parole).

1° Alalie par hébétude.

2° Par amnésie verbale.

3° Par interruption de la transmission volontaire.

4° Par défaut de coordination dans le centre moteur.

5° Par paralysie de la langue.

Cependant la plupart de ces maladies ne rentrent pas dans le cadre de l'aphasie circonscrite comme nous venons de le dire. Nous préférons accepter les classes établies par Kussmaul, c'est en effet cet ordre qui nous paraît renfermer de la façon la plus complète les différentes variétés d'aphasie.

Nous étudierons donc successivement :

1° L'aphasie ataxique ou impossibilité de la coordination motrice des mots.

2° L'aphasie amnésique ou amnésie verbale (1).

3° La surdité des mots ou l'impossibilité, malgré une intelligence intacte et une ouïe nullement rétrécie, de ne plus comprendre les mots.

4° La paraphasie ou l'impossibilité de relier les mots d'une façon correcte avec l'idée qu'ils représentent.

5° L'agrammatisme et l'acataphasie ou impossibilité de

(1) Nous aurions dû décrire séparément l'amnésie qui forme une classe distincte dans les dysphasies, mais nous avons préféré en parler après l'aphasie ataxique qu'elle relie en quelque sorte aux chapitres suivants; nous pourrons aussi de la sorte faire mieux ressortir les caractères qui la séparent des aphasies.

former les mots d'une façon grammaticale et de les placer suivant la syntaxe.

Ce sont là à peu près tous les troubles que les cliniciens désignent d'ordinaire sous le nom d'aphasie, mais ce ne sont pas là les seuls troubles corticaux.

Ainsi il y a une parole ralentie ou accélérée de cause corticale; même dans ces cas la parole peut être scandée.

Ici vient se placer encore une sorte de bégayement aphasique dont M. Cornil a communiqué une observation (1).

Un jeune homme atteint d'épilepsie, mourut neuf semaines après une attaque d'apoplexie légère, qui fut suivie pendant quelques jours d'un trouble profond de la parole et d'une anesthésie cutanée, qui ne dura de même que quelques jours. Le malade se donnait toute la peine du monde pour produire des paroles, mais restait incompréhensible; il bégayait, puis cessait pour recommencer de nouvelles tentatives de parler, avec le même insuccès.

Le sens musculaire n'avait pas fait défaut du côté anesthésié.

On trouva un foyer d'inflammation dans la deuxième circonvolution pariétale postérieure d'une surface de 12 centimètres.

Citons encore enfin ici le trébuchement ou achoppement des syllabes dont il a déjà été question plus haut et que nous étudierons avec les troubles de la parole dans la paralysie générale.

APHASIE ATAXIQUE.

On pourrait établir deux catégories d'aphasies :

(1) Gaz. méd., 1864, p. 534.

1° Les unes où, d'après les auteurs, l'intelligence paraît extrêmement troublée.

2° Les autres où, d'après les auteurs, les troubles intellectuels sont tout à fait secondaires, à peine perceptibles et dans tous les cas nullement en rapport avec les troubles du langage.

Les derniers sont les plus fréquents. En général les aphasiques ont plus d'intelligence qu'il n'en faut pour parler, la différence, dans tous les cas (comme dit M. Proust), porte sur des nuances et souvent sur des nuances difficilement perceptibles. L'aphasique peut avoir conservé encore d'assez beaux débris de son intelligence et cependant cette intelligence peut être singulièrement déchue de sa splendeur première. Cette appréciation est d'autant plus difficile que, si nous avons toujours accepté l'indépendance de la pensée et du langage, cependant jamais nous n'avons nié que le langage ne fût nécessaire pour donner à la pensée sa formule, ses nuances, ses limites.

Disons seulement que la pensée peut persister dans le cas où le langage artificiel est singulièrement touché. Il y a une série de faits, et ce ne sont pas les moins nombreux, dans lesquels on observe deux périodes; une première confuse, dans laquelle l'aphasie est compliquée de troubles intellectuels et paralytiques. A ce moment, le trouble du langage est difficile à démêler, on arrive à la seconde période.

Les troubles intellectuels ont alors disparu, les phénomènes paralytiques se sont amendés. L'aphasie apparaît alors isolée ou à peu près.

Une malade que M. Proust a observée à la Charité, salle Sainte-Madeleine, n° 4, a offert cette marche.

Une jeune femme affectée à son entrée d'aphasie, avec hémiplégie droite, eut une nouvelle attaque dans nos salles ; elle tomba dans la stupeur la plus profonde. Peu à peu la lésion intellectuelle s'améliora, la stupeur fit place à l'apathie, la face cessa d'être absolument inerte ; elle traduisit quelques impressions puis peu à peu l'apathie et l'indifférence cessèrent et la malade se retrouva en possession de ses facultés intellectuelles et en communication parfaite avec le monde extérieur. Cependant la parole était restée dans le même état ; il n'y avait pas eu une amélioration parallèle.

Il est des faits d'absence complète de la parole dans lesquels les malades, quoiqu'en pleine possession de leur intelligence, sont absolument incapables de proférer une parole, quoique ces paroles soient intactes dans leur mémoire et que la langue jouisse d'une liberté absolue dans tous ses mouvements.

En effet, ils peuvent parfaitement écrire tous les mots, mais il ne peuvent répéter ceux qu'on dit devant eux et malgré tous leurs efforts ne peuvent imiter les mouvements de la langue et des lèvres qu'ils voient faire, ils n'arrivent qu'à produire une sorte de grognement.

Trousseau (1) raconte l'histoire d'un jeune homme qui perdit connaissance sans qu'il existât aucune paralysie ; mais il avait complètement perdu la parole. Il exécutait d'ailleurs avec beaucoup de facilité tous les mouvements de la langue et des lèvres et pouvait malgré la perte de la parole, vaquer à ses occupations, car il pouvait expédier ses affaires en écrivant et il remit à Trousseau une histoire de sa maladie, écrite avec beaucoup de soin.

Une autre observation de M. Bouillaud (2), une troisième de M. Boinet (3), ressemblent beaucoup à la précédente.

(1) Clin. méd., t. VII, art. Aphasie.
(2) Bull. de l'Acad. de méd., t. XXX, p. 625.
(3) Gaz. des hôp., n° 72, n° 30, p. 235.

D'autres fois les malades ne sont pas absolument privés de la parole, peuvent dire quelques mots à une seule syllabe, mais en sont réduits pour le reste à l'écriture.

Falret (1) cite une observation de Lallemand qui se rapporte à ce cas.

M. Proust en cite une autre.

Un malade que Trousseau a été voir dans le département des Landes, ne pouvait que dire le mot *oui* et cependant pour tous les actes et la conduite de sa vie, il paraissait avoir conservé toute son intelligence; il voulait être consulté pour ses baux, ses traités et montrait dans toutes ses décisions un excellent jugement; il passait ses soirées à jouer à l'impériale. Quand il jetait un atout, il appuyait sur sa carte; et jouait assez bien pour gagner ses fils, le docteur et le curé.

L'un des malades (Leborgne) dont l'observation a servi de base à la magnifique découverte de M. Broca, n'accompagnait ses gestes que du monosyllabe *tan*.

Un malade de M. Charcot ne disait plus que *ta*.

Quelques malades possèdent encore un reste de mots qu'ils emploient pour rendre leurs gestes plus compréhensibles.

D'autres n'ont que quelques syllabes sans aucun sens et souvent fort curieuses, mais il ne peuvent, contrairement à ce qui a lieu dans l'amnésie, répéter aucun des mots qu'on prononce devant eux. De plus les malades atteints d'aphasie ataxique ne peuvent pas, avec ce qui leur reste de syllabes et de mots, faire de nouvelles combinaisons (Trousseau).

Ainsi un aphasique qui disait encore très-bien *bonjour monsieur*, ne pouvait même pas dire *bonbon* (Perraud).

Un autre, qui n'avait plus guère à sa disposition que le mot

(1) Arch. gén. de méd., 1864, vol. LXXXIII, t. I, p. 314.

singulier de *cousisi*, n'arrivait à dire ni *coucou*, ni *sisi*, (Trousseau).

Il arrive par contre qu'ils peuvent encore prononcer des jurons assez longs et bien articulés. Le malade de Trousseau dont il vient d'être question ne disait que *cousisi*, mais lorsqu'il y était poussé il disait *saccou*, ce qui voulait dire *sacré nom de Dieu*. Le malade de M. Broca, Lelorgne (tan) disait parfaitement, dans les mêmes conditions, *sacré nom*.....

La possibilité d'articuler ces mots chez des malades presque absolument privés de la parole surprend beaucoup de prime abord ; cependant on s'en rend assez bien compte en réfléchissant à la façon dont se produisent ces sortes d'interjections.

L'excitation produite par l'émotion est beaucoup plus forte que celle qui accompagne ordinairement la pensée, et elle peut par suite s'étendre à une partie beaucoup plus grande des centres nerveux. On conçoit très-facilement que certaines exclamations et interjections puissent encore persister lorsque déjà presque tous le reste de la parole est perdu. Broca, Trousseau, Broadbent citent des exemples de pareils malades.

Kussmaul (1) cite l'observation suivante : « Un ouvrier fut apporté à ma clinique atteint de méningite grave, qui fut confirmée par l'autopsie. Il avait complètement perdu connaissance. Pendant les premières vingt-quatre heures il n'émit aucun son. Lorsque le matin on changea de lit ce malade comateux, il poussa un long juron : *Herygott sacrement*. Il mourut le soir, sans être sorti du coma.

Une autre observation du même auteur trouve également ici sa place.

(1) Kussmaul. Loc. cit., p. 61.

Je vis récemment un jeune homme qui mourut d'une endocardite compliquée de pneumonie et de péricardite; quelques jours avant la mort survint encore une apoplexie cérébrale par embolie, suivie d'hémiplégie droite avec ataxie. L'intelligence a persiste d'abord. Le malade me fit comprendre par des signes expressifs qu'il ne tarderait pas à rejoindre sa femme qui était morte. Il montra d'abord de sa main gauche le portrait de la défunte, puis le ciel..... Il ne pouvait prononcer volontairement que la voyelle *a*. Lorsqu'il eut perdu connaissance, ne réagissant qu'à peine à la voix de sa mère, il poussait continuellement l'interjection *oje!* Ce n'est que dans les dernières heures de sa vie, lorsqu'il fut tombé complètement dans le coma, qu'il devint complètement muet.

La fièvre aussi aurait déterminé la production de mots, que la volonté était impuissante à réaliser. Jackson cite le fait d'un idiot qui commença à parler dans un accès de fièvre. D'après Brown-Séquard (1) les aphasiques retrouveraient parfois la parole pendant des accès de délire.

Enfin dans la catégorie des aphasiques qui n'ont plus qu'une seule et même expression pour répondre à toutes les questions, cette expression est fort souvent une interjection.

Une femme Destaben, observée par Trousseau, répondait à toutes les questions qu'on lui adressait: *Ah! que c'est embêtant.*

Une autre, observée par Duchenne (de Boulogne), faisait son marché, gérait ses affaires et ne savait dire que: *sacré nom de Dieu.*

Marcou (Trousseau) répondait invariablement: *ma foi cré nom d'un cœur.*

Adèle Ancelin, observée par le même auteur, épelait: *Ah malheur! Ah malheur!*

(1) Lond. med. Records, juin 1874.

Un autre : *Ah fou!*

On voit que les exemples ne manquent pas.

Le malade Le Long de M. Broca nous offre un exemple de malades qui ont encore quelques mots à leur disposition ; mais ces mots sont altérés, et cela d'une façon qui reste toujours la même. Le malade ne disposait plus que de cinq mots, dont il accompagnait ses gestes, d'ailleurs fort expressifs : *oui*, *non*, *tois* (trois), *toujours* et *Le Lo* au lieu de Le Long. Il affirmait par *oui*, *non* lui servait pour les dénégations. a *tois* il désignait tous les nombres, en accompagnant ces mots d'un jeu de doigts fort habile qui indiquait celui qu'il voulait exprimer. Il employait le mot *toujours* dans tous le cas où les autres ne lui suffisaient pas. Il est curieux que ce malade pût prononçer l'*r* dans *toujours* et non dans *trois*, de même qu'il disait parfaitement *non*, et *Le Lo* pour Le Long.

Citons encore enfin une observation de Wersphal (1), qui paraît porter sur une aphasie de nature ataxique.

Un homme paralysé depuis peu par une apoplexie, avait conservé l'apparence d'une parfaite intelligence ; mais il ne pouvait ni prononcer spontanément un mot ni répéter ceux qu'on lui disait. Lorsqu'on prononçait devant lui une parole, il ouvrait la bouche, faisait toutes sortes de grimaces, et faisait des efforts visibles pour parvenir à répéter ce qu'on disait, mais il n'arrivait qu'à dire constamment *tchi-tchi* ou bien *acoco*. Il était également incapable d'imiter des sons isolés. Lorsqu'on l'invitait à faire une lecture, il produisait comme en épelant les sons *a*, *u*, *æ*, etc., qu'il était ensuitecapable de répéter. Lorsqu'on l'invitait à tirer la langue, il ouvrait d'abord la bouche sans y parvenir, cependant il y réussissait ensuite, et la langue se montra libre dans tous ses mouvements. A la dictée, il écrivait correctement de la main gauche son nom et celui de sa femme.

Ce que ce fait offre de curieux, c'est l'impossibilité de pro-

(1) Zeitschrift f. ethologie, 1874, vol. VI.

noncer aucune parole, sauf deux mots dépourvus de sens, et cette impossibilité persistait malgré la production dans certaines circonstances de lettres isolées.

Un mot encore, sur certaines formes d'aphasie passagère et transitoire. M. Proust donne une théorie qui les explique fort bien.

« ..... Ne peut-on pas admettre, dit-il, des obstruction temporaires, de quelques jours ou de quelques heures, engendrant pendant leur durée de l'aphasie et de la paralysie, et disparaissant avec ces symptômes sous l'influence d'une circulation collatérale. »

Plus loin il cite une observation qui vient à l'appui de cette opinion.

J'ai donné des soins à une dame, qui, ayant des artères athéromateuses, présentait pendant quelques heures à des intervalles irréguliers, de l'aphasie plus ou moins complète accompagnée de fourmillements et de parésie dans les membres du côté droit. Ne se faisait-il pas à ce moment dans les artères cérébrales déjà malades, de petits thombus qui disparaissaient bientôt, en même temps que s'établissait une circulation collatérale.

M. le professeur Vulpian a donné la relation d'un fait qui se trouve tout à fait d'accord avec cette manière de voir ; relatant l'autopsie d'une aphasique, il dit : « Les deux artères sylviennes étaient très-athéromateuses, mais tandis que celle du côté droit offrait encore un libre passage au sang, celle du côté gauche était obstruée complètement et cette obturation était produite, en partie par l'épaississement athéromateux des parois, en partie par un dépôt fibrineux induré, évidemment ancien. Le dépôt paraissait être le résultat plutôt d'une thrombose que d'une embolie. Il est probable que cette obturation a été l'origine des accidents primitifs de la maladie. La circulation aura été très-fortement gênée à plusieurs reprises ; mais elle se sera probablement rétablie d'une manière incomplète par des voies collatérales. C'est ainsi que j'expliquerai..... et l'embarras pour ainsi dire rémittent de la parole, ainsi que l'affaiblissement des membres inférieurs et la débilité intellectuelle, tout cela aurait été la conséquence de l'insuffisance de la nutrition du cerveau. »

Aphasie amnésique.

Dans l'aphasie amnésique (Kussmaul), l'idée est là mais le mot manque, quoique l'articulation ne fasse pas défaut.

Deux choses sont possibles ici, d'après Kussmaul (1). Ou bien le mot est tout à fait effacé de la mémoire, ou bien il y existe encore, mais son association avec ce qu'il représente est supprimée.

Le second cas est le plus fréquent. Il suffit de le lire ou de le prononcer même partiellement pour que immédiatement il surgisse.

Fabret en a fait une catégorie spéciale d'aphasiques. Ce sont le plus souvent des noms propres ou des substantifs qui manquent. On cite à ce propos l'anecdote de Crichton, Un ambassadeur à Saint-Pétersbourg ne pouvait, lorsque dans ses visites on lui demandait son nom, le dire qu'après s'être adressé à la personne qui l'accompagnait : *Au nom du Ciel, dites-moi comment je m'appelle.*

Lorsque les aphasiques ne trouvent pas les substantifs, ils

(1) Loc. cit., p. 162.

se servent de périphrases, ce qui qui prouve bien l'intégrité de leurs facultés.

Kussmaul cite l'observation suivante de Bergmann.

Un domestique âgé de 40 ans, subit un traumatisme grave à la tête. Perte de connaissance pendant quatre semaines, au bout desquelles il recouvra la mémoire des choses et des lieux ; mais le nom lui manquait. Il nommait des ciseaux, ce avec quoi on coupe, la fenêtre, ce par quoi on voit, etc.

La mémoire s'améliora plus tard.

Piorry raconte le fait d'un vieux prêtre qui après une attaque de paralysie du côté droit, perdit entièrement l'usage des substantifs. Voulait-il demander son chapeau, ce malheureux mot chapeau lui faisait totalement défaut, et il se servait de verbes, de pronoms et d'abjectifs, afin de rendre sa pensée : *Donnez-moi ce qui se met sur la.....* mais le mot tête ne lui venait pas.

Trousseau rapporte qu'un juriconsulte ayant une conversation pleine de sens, traitant toutes les questions avec lucidité, ne pouvait cependant demander à sa femme son chapeau. *Donne-moi mon..... s..... matin, mon..... tu sais bien* (il porte la main sur la tête). — Tu veux ton chapeau? — *Hé oui, mon chapeau.*

Il peut arriver que des mots ne soient pas oubliés en entier. Un petit garçon observé par M. L. Schlesinger (1).

... Etait devenu aphasique après une commotion cérébrale, à la suite de laquelle il était resté sans connaissance pendant 6 jours; après que le sentiment lui fut revenu, il put se faire comprendre parfaitement par

(1) Wien. med Presse, 1869, n° 37.

signes, mais il ne pouvait ni parler ni écrire. Peu à peu cependant, cette faculté lui revint.

Un mois après le début de la maladie, il était en état de dire à peu près tout, seulement il laissait de côté les consonnes du commençement des mots. Il disait et écrivait par exemple: *Ich ar icht ort* au lieu de *Ich war nicht dort.*

Il est des malades qui savent plusieurs langues et en oublient une. M. Proust cite le fait d'une italienne habitant la France depuis longtemps, elle comprenait encore sa langue, mais devint incapable de la parler, et ne parla plus que le français.

Un homme (docteur Rattié) après avoir reçu un coup sur la tête, perdit la connaissance du grec et conserva l'usage des autres langues.

Lordat rapporte l'histoire de l'ancien curé de Saint-Gullem-le-Désert, qui pouvait à peine s'exprimer en français, mais disait ce qu'il voulait en languedocien.

Les cas dans lesquels la mémoire est plus profondément troublée, sont plus complexes; ici ce n'est plus seulement la liaison entre le mot et l'objet qu'il représente qui se trouve supprimée, mais les mots sont, soit partiellement, soit totalement détruits en tant que, groupement de sons articulés; d'autres fois ils sont complètement effacés de la mémoire. Ici encore ce sont les noms propres puis les substantifs qui s'en vont les premiers. Le malade écoute et comprend ce qu'il entend dire; mais il ne parvient pas à le répéter, ce n'est que lorsqu'étant bien disposé il fixe toute son attention sur la bouche de ceux qui lui parlent, qu'il parvient à dire un mot qu'on lui répète plusieurs fois.

Une observation très-complète de Kussmaul (1) donne un exemple de cette forme grave d'aphasie amnésique.

Un tailleur de pierres âgé de 55 ans, avec une dégénérescence athéromateuse étendue des artères, passa un temps assez long à la clinique chirurgicale de Fribourg, pour des ulcérations au pied. Le 19 mars 1875 elles étaient cicatrisées. On n'avait observé jusque-là aucune espèce de troubles de l'intelligence ou de la parole.

Le 22 mars, au soir, après plusieurs jours d'anorexie et de nausées, faiblesse subite du bras droit et impossibilité passagère de trouver les mots.

Le 23 au soir, paralysie de la jambe droite. Le malade est transféré à la clinique interne.

Le jour suivant on constate une paralysie avec anesthésie aux deux membres inférieurs et l'arrêt de la circulation dans les deux crurales. Ce trouble grave, dû à une thrombose de l'aorte abdominale, détermina la momification des jambes, et le malade mourut le 12 avril. On eut le temps d'étudier pendant trois semaines l'aphasie du malade. La paralysie du bras droit n'eut pour effet, que d'empêcher le malade de s'en servir en mangeant, pendant quelques jours (jusqu'au 26 mars), elle disparut peu à peu presque complètement; on ne put constater d'anesthésie. Aucun symptôme paralytique à la face ou à la langue.

Le malade avait perdu la possibilité de trouver les mots mais non l'articulation. Il répétait correctement toutes les lettres excepté le mot *ypsilon* dont il ne disait que la syllabe *yps*. Il ne pouvait réciter spontanément l'alphabet; au lieu de dire les lettres il se mettait à compter et cessait brusquement avec humeur lorsqu'il s'apercevait de son erreur. D'autresfois, prenant une sorte d'élan, il disait une série de 6 à 8 lettres, après quoi il se taisait ou bien produisait un mélange confus de lettres déjà prononcées et d'autres non encore dites. Il pouvait encore reproduire des syllabes, même des mots à deux et trois syllabes, cependant il lui arrivait de dire *bobe* au lieu de *bebo*, etc., *il ne pouvait en dire de plus de trois syllabes*. Au lieu de *Constantinople* il disait *Stozarts*, *Sotgar*, *Sto-*

(1) Loc. cit., p. 166.

gatalch. En poussant plus loin l'exercice et en le priant de fixer attentivement la bouche de son interlocuteur, il arrivait à dire *Constanti*, mais rien de plus. Il comptait tantôt jusqu'à 12, tantôt jusqu'à 16, puis il n'y avait plus que confusion, confusion dont il se rendait parfois compte, et qui d'autresfois lui échappait.

Son nom Senn, ne lui venait qu'à un second essai. Le nom de son lieu de naissance Buchheim, ne pouvait être dit qu'après plusieurs tentatives inutiles, et avec le secours d'autrui. A la question : dans quel canton se trouve votre lieu de naissance? il répondait par *hier* (ici). Buchheim se trouve dans le canton de Fribourg. Lorsqu'on lui demande le nom du chef-lieu de canton qu'il désigne par *hier*, il répond vivement: *Die werde ich doch kennen* (je dois bien le connaître), mais il ne trouve pas le nom. On dit devant lui *Freiburg*, il repete *feiz-burg-burg-frei-fro*. On l'invite de faire attention à la bouche de celui qui parle, et il dit enfin *Freiburg*. On lui demande ensuite dans quel pays se trouve Fribourg.

Réponse *Das weis ich freilich!* (je le sais certainement) mais il ne répond pas à la question.

On lui dit *Grorsherzoglhum-Baden*.

R. *Gro oerzog, grosrhssfrei*. Il ne peut nommer ni la cuiller ni la fourchette, bien qu'il les connaisse. On essaye de lui apprendre ces mots, ce qui réussit quelquefois, mais au lieu de *gabel* il dit *gasser*; au lieu de *löfel* dit *flöfer*. Il écrit son nom Senn, avec sa main droite qui tremble *Sen* c'est-à-dire qu'il oublie le second *n*, et ne peut corriger sa faute lorsqu'on la lui fait remarquer. Tout ce qu'il peut écrire de son prénom *Friedrich*, c'est *Fri*. Il ne peut écrire ni son âge ni le jour de sa naissance. La presbyopie considérable du malade, empêche de se rendre compte jusqu'à quel point il comprend ce qu'il lit.

Lorsque le malade veut parler de sa propre impulsion, il n'est pas capable de trouver les mots ; et il se contente de désigner par gestes ce qu'il veut dire. D'ailleurs il a encore à sa disposition une petite provision de mots et de phrases, dont il use fréquemment. Ce sont les interjections: *Oje? weh! mein Gott*, *Maria Josef! das ist zu arg* (c'est trop fort), *ja freilich* (oui certainement), et de temps à autre un *Sacrement*. Pour appeler les personnes il dit *sie*. Il repond aux questions par *ja* ou bien par *zu viel! zu arg*, *nicth so arg*. Il prend un vif intérêt à tout ce qui se passe dans la salle.

Le 6 avril le malade commença à délirer, lorsqu'on le laissait tranquille. Il avait de la fièvre. On entend des syllabes indéchiffrables qu'il répétai fréquemment, et les mêmes exclamations de plainte et d'étonnement qu'auparavant. A partir du 8 avril il y mêla des mots français au milieu des mots : *Maria Josef, das ist halt so! das ist's eben! et ist halt zu arg*. On entendait tout à coup *mon Dieu! mon Dieu!* Lorsqu'on lui demande d'indiquer le siége des douleurs extérieures, il répond en français *pas toujours*. Immédiatement après il répond fort correctement à une autre question : *ô je n'en suis pas sûr*. On lui demande en français s'il a longtemps vécu en France, il repond: *oui, monsieur, oui, non, mais si, pas trop*. Il remercie en disant *merci*. A la question: *vous étiez à Paris?* il répond *si j'y étais! — Qu'y faisiez-vous? — J'ai pait...* (syllabe incompréhensible). *Avez-vous travaillé? — travaillé..... chose..... je ne sais pas bien.....*

Il est des cas dans lesquels tout le domaine de l'expression et de l'intelligence est profondément atteint.

Chez une malade soignée d'abord par Trousseau, puis par M. Charcot (1), il y avait aphasie grave, à la fois ataxique et amnésique. Adèle Anselin fut d'abord complètement aphasique et paralysée du côté droit; plus tard, l'hémiplégie persista, mais la langue pouvait se mouvoir librement, elle ne put dire que trois bouts de phrase: *maman! maman!* pour appeler quelqu'un; *peu pas dire*, en réponse à toutes les questions, et lorsqu'elle s'impatientait: *oh malheur!*. En outre elle pouvait compter jusque 15 ou 16. Elle était un peu mieux douée au point de vue de l'écriture, elle l'exécutait de la main gauche. Elle pouvait écrire quelques courtes phrases sans qu'elle lui fussent dictées: *Monsieur, je vous remercie de toutes vos bontés*. A la dictée ou en lisant, elle écrivait quelques mots et courtes phrases; mais elle confondait facilement les mots et finissait ordinairement par des signes indéchiffrables.

On a décrit comme observations d'aphasie proprement dite

(1) Font-Réaulx. Localisation de la faculté spéciale du langage articulé. Thèse de Paris, 1866, obs. XXXIII.

un certain nombre de cas d'aphasie amnésique. Il ne sera donc pas inutile de résumer à la fin de ce chapitre les *caractères diagnostiques* de ces deux sortes de troubles de la parole « Les amnésiques, dit M. Proust, ont perdu la mémoire des mots, ils ne peuvent ni parler ni écrire, ce qui les rapproche des aphasiques ; mais ils diffèrent de ceux-ci en ce qu'ils ne peuvent suivre la conversation, ni se livrer à aucune lecture, ils répètent facilement les mots prononcés devant eux, enfin, caractère distinctif de la plus grande valeur, l'amnésique peut guérir par l'éducation, il guérit même assez promptement, tandis que l'aphasie est le plus généralement incurable. »

Trousseau caractérisait cette persistance de l'aphasie par cette comparaison : « Le cerveau de l'enfant, c'est la terre sur laquelle la charrue ne trace pas vainement son sillon fertilisateur. Le cerveau de l'aphasique, c'est la mer où la proue du navire ne peut pas laisser de trace. »

Lordat (1) qui donne sa propre observation, considère les termes d'alalie et d'amnésie comme presque synonymes, ce qui ne l'empêche pas de donner d'excellents caractères diagnostiques de l'aphasie amnésique. C'est ainsi qu'il dit :

«.... Il est donc vrai que je ne puis plus parler ! Je me trouvais privé de la valeur de tous les mots. S'il m'en restait quelques-uns, ils me devenaient presque inutiles, parce que je ne me souvenais plus de la manière dont il fallait les coordonner pour qu'ils exprimassent ma pensée... Je sentais que j'en connaissais toutes les idées, quoique ma mémoire ne

(1) Lordat. Analyse de la parole, etc., pour servir à l'histoire de l'alalie et de la paralalie. Montpellier, 1843. — Cette observation se trouve d'ailleurs citée tout au long dans les Arch. gén. de méd., 1872, p. 666 (Proust).

m'en suggérât pas un mot.... En perdant le souvenir de la signification des mots entendus, j'avais perdu celui de leurs signes visibles. »

Tout en confondant dans un même terme l'amnésie et l'aphasie, Lordat discute les symptômes de la maladie de Broissonnet (aphasique) et les oppose à ceux que lui-même a présentés. Il est impossible de trouver un meilleur diagnostic différentiel de l'aphasie et de l'amnésie.

1° Le malade employait obstinément des mots qui n'avaient aucun rapport avec les mots propres. Le temps passé, le temps à venir, quelle qu'en fût la durée, quelle qu'en fût l'époque, était toujours désigné par l'expression *ce soir*.

2° Pour me parler d'une dame et de sa charmante demoiselle, il ne put trouver d'autres titres que les juments.

3° Il y avait chez lui, dans l'articulation des mots, une imperfection qui ne s'est jamais trouvée dans ma maladie; quel que fût un mot prononcé en ma présence, j'étais toujours en état de l'imiter sur-le-champ.

4° La maladie de Broissonnet s'est terminée en moins d'un an par une apoplexie mortelle.

S'il est des cas dans lesquels ces deux maladies sont parfaitement caractérisées et par suite, d'un diagnostic facile, il en est cependant qui, à ce point de vue, offrent de sérieuses difficultés, résultant de ce qu'elles se compliquent l'une l'autre.

Avant de terminer ce chapitre, nous donnerons encore une observation de Kussmaul; nous la plaçons ici parce qu'elle établit une sorte de transition entre les cas d'aphasie amnésique et ceux que nous allons étudier dans le chapitre suivant sous les noms de cécité et surdité verbales.

Un monsieur, d'une éducation supérieure, âgé de 66 ans, ami d'une table bien servie, avait les artères athéromateuses; il se portait bien. Il y a cinq semaines, étant en voyage, il fut pris, après une constipation opiniâtre, d'accès de vertige, en même temps que d'une irritabilité et d'une mauvaise humeur peu habituelles ; douleurs de tête dans la région frontale droite, qui par moments devenaient très-intenses et troublaient son sommeil. Peu à peu il se développa un trouble de langage pour lequel je fus consulté.

Il me salua d'abord assez facilement par quelques phrases et me rappela qu'autrefois nous nous étions rencontrés à Stuttgart. Mais bientôt il resta court à chaque phrase, aussitôt qu'il en arrivait à un substantif, ou bien il en prenait un pour un autre (paraphasie). Lorsqu'on lui aidait, il menait sa phrase à bonne fin, à moins toutefois qu'il ne tombât à la fin sur un verbe qu'il confondait généralement avec un autre. Il semblait parfois que ce verbe ne lui manquait que parce que la première partie de sa phrase venait de lui échapper.

L'impossibilité dans laquelle il se trouvait de trouver les substantifs, l'émut, il chercha à les circonscrire et en vint par là à des combinaisons de phrases de plus en plus incompréhensibles, dont il perdait le fil ; mais il se tranquillisait et faisait joyeusement un signe d'affirmation lorsqu'on devinait ce qu'il voulait dire. On n'observait qu'à un faible degré des mots difformés ou incomplets. Il était hypermétrope et se servait de verres pour lire, un peu lentement, mais correctement, des mots même fort longs ; cependant on remarquait que des mots qui lui étaient certainement familiers lui paraissaient étrangers, il en fit lui-même la remarque, lorsqu'il dut relire avec attention deux fois un même mot : *Ceci ne m'est pas encore arrivé*, disait-il.

Il coupait au milieu, les mots les plus longs, répétait la première moitié et unissait ensuite les deux parties dans un mot bien prononcé. Il pouvait écrire des lettres sans arriver à en composer des mots. Il commençait par des lettres fautives, puis venait une série de deux ou trois lettres correctes, le mot finissait par d'autres lettres également mauvaises. Ces essais le fatiguaient beaucoup et il les cessait volontiers. Les mouvements de la langue s'exécutaient facilement dans tous les sens, il sifflait avec force et ce n'est qu'en riant beaucoup que la déviation assez accentuée de la bouche vers la droite devenait évidente; la commissure du côté gauche n'était pas pendante. Les membres jouissaient de la liberté de leurs mouvements ; seulement le malade se plaignait d'un peu de fatigue. On avait appris qu'il avait été gaucher ; mais il écrivait de la main droite. Celle-ci était, par le manque d'exercice, plus faible que la gauche mais, comme il a été dit, elle n'était pas paralysée.

Il voyait bien des deux yeux, entendait déjà depuis quelque temps un peu moins de l'oreille droite ; la sensibilité de la peau et de la langue étaient intactes. Lorsqu'on invitait le malade à serrer la main, à tirer la langue, à fermer les yeux, il disait quelques mots d'approbation : *Ya, ya* ou bien *ya wohe,* mais il n'exécutait les mouvements que lorsqu'on les lui avait montrés une ou plusieurs fois ; il avait l'air d'un homme qui ne comprend pas ce qu'on l'invite à faire dans une langue étrangère et par lequel il faut se faire comprendre par gestes.

Après 15 jours je vis de nouveau le malade. Ses forces tant physiques qu'intellectuelles avaient diminué et il était impossible de méconnaître une hémiparésie gauche de la face et du bras. Il ne se servait guère que de la main droite, ce qu'il ne faisait jadis que rarement, il la portait fréquemment du côté droit de la tête qui semblait le faire souffrir. Il ne disait que peu de mots, à peu près incompréhensibles et ne comprenait plus ce qu'on lui disait. On dut lui mettre sa nourriture à la bouche, qu'il ne trouvait plus avec la cuillère et la fourchette. Il ne se risquait à marcher que lorsqu'on le conduisait et ne procédait que par petits pas en trépignant.

La mort survint 6 semaines plus tard, au milieu d'une décadence complète de toutes les forces. Les médecins eurent l'obligeance de me communiquer qu'à l'autopsie on trouva le lobe temporal droit tuméfié et renfermant dans sa partie antérieure un foyer de ramollissement jaune, du volume environ d'un œuf de pigeon, sans délimitation exacte entre les parties saines et les parties malades. Au niveau de la scissure de Sylvius, infiltration hémorrhagique, de la grosseur d'une noisette, dans ce même lobe. Le ramollissement pénétrait de quelques centimètres dans l'épaisseur de la tête du noyau cordé. Le lobe frontal était intact.

« Il est évident, ajoute l'auteur, qu'il s'agissait ici d'un trouble dans l'appréciation entre l'idée et le mot qui la représente, non-seulement dans le sens de la première au second, mais aussi bien dans le sens de celui-ci à la première. La voie d'expression était altérée aussi bien que la voie d'impression, tandis que les mots étaient encore bien constitués par leurs sons élémentaires, lorsque toutefois ces mots pouvaient être tirés de la mémoire par la compréhension, l'écriture ou l'exemple verbal. »

Nous reviendrons dans le paragraphe suivant sur cette explication un peu obscure du professeur allemand.

Cécité et surdité verbales.

Il est des faits désignés sous le nom d'aphasie, qui ne méritent pas ce nom, car les malades pouvaient s'exprimer et par la parole, et par l'écriture mais malgré une audition et une vision parfaites, ils étaient incapables de comprendre les mots qu'ils entendaient prononcer ou lire ceux qu'ils voyaient écrits. Nous désignerons avec Kussmaul, ces troubles, sous le nom de surdité et de cécité verbales (Worttautbheit, worblindheit. Cœcitas et surditas verbalis.)

Le même auteur dit (1) que l'on peut ranger dans deux classes tous les troubles de la parole; tantôt l'association entre la conception et le mot se trouve troublée, dans le sens de la première au second, tantôt le trouble a lieu en sens inverse. Dans le premier cas c'est la compréhension qui souffre, dans le second c'est l'expression. Il appelle voie *impressive* ou *perceptive*, celle qui va des nerfs des sens (acoustique et optique) vers le centre de la compréhension; voie *expressive*, l'autre voie, qui donne à la conception, son expression. Tous

(1) Loc. cit., p. 175.

les phénomènes que nous avons désignés sous les noms de diction et d'articulation, reposent sur cette dernière voie. La voie impressive ne sert qu'à la perception des mots prononcés ou écrits par d'autres personnes. On conçoit facilement que pour que l'on puisse apprendre à lire et à écrire, il faut que cette dernière voie soit libre.

L'aphasie du professeur Lordat est un exemple d'impossibilité complète de la diction par la perte de la signification des mots, de celle de leur signes visibles, avec cécité et surdité verbales.

Ce qu'il dit lui même sera plus clair que toutes nos explications, nous nous permettrons donc de répéter ce que nous avons déjà écrit plus haut.

« Je me trouvai privé de la valeur de tous les mots. S'il m'en restait quelques-uns, ils me devenaient presque inutiles, parce que je ne me souvenais plus de la manière, dont il fallait les coordonner pour qu'ils exprimassent une pensée... » Il dit d'ailleurs que les mots résonnaient à son oreille sans qu'il pût les comprendre de même qu'il ne pouvait rien comprendre à ce qui était écrit. Il pouvait épeler, mais non pas lire. « En perdant le souvenir de la signification des mots entendus, j'avais perdu celui de leurs signes visibles. La syntaxe avait disparu avec les mots, l'alphabet seul m'était resté, mais la jonction des lettres pour la formation des mots était une étude à faire. Lorsque je voulus jeter un coup d'œil sur le livre que je lisais, quand ma maladie m'avait atteint, je me vis dans l'impossibilité d'en lire le titre. Il m'a fallu épeler lentement la plupart des mots. »

On est facilement tenté de croire à un dérangement intellectuel chez des malades qui souffrent de surdité verbales ; ils peuvent s'exprimer par des mots, quoique beaucoup de ces mots soient erronés, quelquefois même défigurés; il arrive même parfois qu'on les croit atteints de surdité.

Mais le dérangement porte non pas sur les idées, mais sur les mots. Ces malades comprendraient certainement les idées exprimées par d'autres, si d'abord ils pouvaient comprendre les mots. Kussmaul compare leur situation à celle de personnes transportées subitement au milieu d'un peuple qui tout en se servant des mêmes sons, employe d'autres mots que ceux de la langue qui lui est familière.

Déjà Baillarger (1) reconnut que l'on avait pris à tort pour sourde et insensée une personne qui n'était ni l'un ni l'autre. Cette malade ne savait même plus son nom, mais il conclut, des gestes pleins d'expression dont elle accompagnait ses discours désordonnés, que sous cette folie apparente, il y avait des idées parfaitement conçues.

Wernicke (2) cite les observations de deux femmes dont l'une avait été tenue pour sourde par sa garde.

Ces deux femmes étaient âgées. L'une d'elles paraissait folle, à un examen superficiel ; ses réponses ne correspondaient pas aux questions ; elle employait à tort et à travers des mots altérés. Mais il était facile de deviner que le sens de ses phrases était sensé et sa conduite était toujours raisonnable. Lorsqu'elle était excitée, elle parlait correctement.

La confusion de cette surdité verbale avec la surdité véritable n'est possible qu'à un examen superficiel; il est en effet facile de constater que ces malades entendent et écoutent des sons, des bruits. La surdité coïncide d'ailleurs rarement avec l'aphasie.

(1) Bull. de l'Acad. de méd., t. XXX, p. 828.

(2) Der aphatische symptomen complex. Breslau, 1874, obs. I et II.

La cécité verbale s'observe plus fréquemment que la surdité. Une observation de Van den Abeele (1) met hors de doute l'existence de la cécité verbale, dans des cas où la vision, l'intelligence et l'expression sont parfaitement intactes.

Une femme de 45 ans eut, au milieu de la santé la plus florissante, un attaque d'apoplexie. Après quelques heures, la santé revint ; mais la malade était paralysée du côté droit, elle avait des douleurs au-dessus de l'œil gauche; intelligence un peu obtuse, mémoire faible, parole libre. Au bout de 6 semaines, la paralysie, la faiblesse de la mémoire et de l'intelligence avaient peu à peu disparu. Au bout de 2 mois elle s'aperçut qu'elle ne pouvait plus lire ni ce qui était écrit, ni ce qui était imprimé. Elle voyait l'écriture, distinguait la forme des lettres, pouvait même copier, mais était incapable de traduire les lettres en mots, de lire à haute voix. Malgré cela elle comprenait des images, devinait même des rébus, l'écriture seule était pour elle un énigme. Au bout de quelques mois, la malade avait de nouveau appris à lire quelques mots à une ou deux syllabes.

La compréhension des chiffres, peut se perdre, de même que celle de l'écriture. Un comptable lisait le nombre 766, chiffre par chiffre, mais il ne comprenait pas ce que signifie le 7 devant les deux 6 (Trousseau). Un autre aphasique ne pouvait plus calculer par des mots, mais sur le papier il faisait des additions et des soustractions et arrivait encore assez bien à multiplier et à diviser (Proust).

PARAPHASIE.

Dans la paraphasie, les mots employés ne répondent pas au

(1) Bull. de l'Acad. de méd. belge, nos 6 et 7.

sens de la phrase, ou bien ce sont des mots tout à fait étrangers à la parole et incompréhensibles.

Il faut se garder de confondre la paraphasie avec le bégaiement, et le balbutiement; elle ne les complique pas nécessairement quoiqu'elle puisse s'y ajouter. Les mêmes précautions sont à prendre pour l'achoppement des syllabes; mais ce dernier trouble est caractérisé parce que les mots dont les sons et les syllabes sont en désordre, se suivent dans la phrase; au lieu que dans la paraphasie, il y a une sorte d'association d'idées ou plutôt de mots. L'un appelle l'autre soit par leur signification, soit par leur forme, et ils se suivent dans cet ordre dans des phrases sans aucun sens.

Le défaut d'attention joue ici un grand rôle. Ce sont surtout les mots d'un emploi journalier, qui sont le plus souvent confondus : canne et chapeau, couteau et cuillère, sel et poivre, etc. Ou bien encore des mots appartenant à des pensées très-voisines. Ainsi un médecin atteint de fièvre dit « *ouvrez le chien* » au lieu de : « *ouvrez la porte pour laisser sortir le chien*.

Trousseau cite la note suivante « Une femme était devenue aphasique à la suite d'un érysipèle du cuir chevelu; avec symptômes cérébraux. Elle apprit d'abord à répéter les mots qu'on lui disait, et se mit alors pendant plusieurs mois à écrire des mots dans un cahier, pour se fortifier la mémoire. Il n'est pas sans intérêt de voir comment un mot en amenait un autre. Tantôt, c'était la première, tantôt la seconde syllabes qui donnait la clef du mot suivant, ou bien ils rimaient entre eux.

Chat, *chapeau*, *peau*, *manchon*, *main*, *manche*, *robe*, *jupon*, *rose*, *bouquet*, *bouquetière*, *cimetière*, *bière*, *mousse*.

Dans les formes légères de paraphasie, il arrive que çà et

là, le fil qui fait communiquer l'idée et le mot, soit embrouillé. Dans les formes plus graves que Kussmaul appelle *paraphasie choréique* (choreatische paraphasie), tout le réseau de ces communications s'enchevêtre d'une façon inextricable. Toutes les phrases coulent facilement et sans arrêt, mais c'est une réunion de mots, qui n'a aucune espèce de sens; de sorte que la pensée prend une expression tout à fait troublée et incompréhensible.

Voici une observation de Kussmaul (1) qui se rapporte à cette forme.

Un homme de 65 ans, aux artères rigides, travaillait au delà de ses forces. Au mois d'août 1870, après une promenade, pendant laquelle il eut une vive conversation, il s'assit en rentrant à son pupitre; mais au bout de peu de temps il se leva précipitamment et s'écria : *Cela sent le souffre, ne sentez-vous rien? Je suis frappé d'un coup d'apoplexie!* Il eut ensuite des vomissements et eut pendant plusieurs jours de l'amnésie verbale, sans qu'il y ait eu de paralysie. Il se remit et continua son travail intellectuel, fatigant. En automne il fut encore une fois pris de vertiges, sans paralysie; et cette fois survint de la paraphasie qui s'éleva rapidement à un degré extraordinaire. Quoiqu'il fit de longs discours à son entourage, il était incapable de désigner d'une façon compréhensible les objets les plus ordinaires. Il fut, par exemple, pendant toute une journée, sans pouvoir faire comprendre à sa sœur, qui faisait son ménage, qu'il désirait qu'elle lui rendît sa couverture qu'elle avait enlevée de son lit. Il n'y parvint enfin que lorsqu'il eut l'idée de frapper sur le lit à plusieurs reprises. Dans ses faits et gestes, rien ne pouvait encore faire supposer un trouble grossier de l'intelligence. Il comprenait encore ce qu'on lui disait, et se trouvait très-heureux quand on le comprenait. Je n'eus l'occasion que de le voir une seule fois, le 23 février 1871. Il vint poliment à moi, dans une chambre, et me tint aussitôt avec facilité un long discours auquel je ne compris rien. C'étaient des mots allemands

(1) Loc. cit., p. 189.

ajoutés l'un à l'autre sans aucun sens; à en juger par la physionomie et ses gestes, il cherchait par là à m'exposer son état. Il avait l'air d'un orateur animé à la tribune. Un étranger ignorant notre langue aurait cru voir un homme intelligent, tenir un discours très-bien assis; il ne paraissait pas se douter de ce que son discours était incompréhensible. Je l'examinai, ne trouvai pas de paralysie et lui adressai quelques paroles encourageantes et consolantes, ce qui le disposa d'une façon gaie, il en était tout heureux. Il semblait qu'il comprît réellement ce que je lui disais et n'avait plus l'air de deviner seulement d'après les gestes. J'appris plus tard que vers le printemps son intelligence diminua rapidement, cependant il faisait encore tous les soirs, comme autrefois, sa partie de cartes. Il s'occupait toujours beaucoup d'écritures. On me remit un livre sur lequel il avait consigné des observations. Voici le commencement des mots et des signes qu'il y écrivit : *Insera Ihrewoerst In Jhahe Wascho — Ind — Leib — Kal —* 7,8 *Juan* 6. *Nachsidhidligunserseset t im* 1 *weiss diesebelse heft, sechal farsich Br schaf* 5 *bis mich hoff. Ich hobe* etc. Peu à peu il confondit les objets, et voulut, par exemple, manger sa soupe avec sa fourchette. Il mourut dans la déchéance physique et morale le 1er avril 1871.

Il est de ces malades qui en lisant prononcent des mots altérés, soit qu'ils confondent entre elles les syllabes des mots imprimés, ou qu'ils remplacent les mots par d'autres qui leur ressemblent par leurs sons, leur forme ou leur intonation.

Un malade de Jougla (1) fut subitement pris d'incohérence des idées et de paraphasie, il confondait les lettres, les syllabes et les mots. Il pouvait encore épeler correctement de longs mots. Mais lorsqu'il essayait de le lire d'un trait, il ne produisait que des mots mal conformés. Il lisait par exemple : *entalismauson amoulitaire* au lieu de : *établissements alimentaires.* Une malade de Bouillaud (2) lisait même au lieu de : *propriété de l'éditeur*

(1) Gaz. des hôp., 1872, n° 149.

(2) Bull. de l'Acad. de méd., t. XXX, p. 768.

les mots : *Saint-Pierre et Saint-Paul*, qui lui venaient en mémoire probablement parce que la veille était le jour de fête de ces deux saints.

Acataphasie, troubles syntactiques.

Il y a une différence entre les troubles de diction des mots, et ceux de la diction considérée au point de vue de la syntaxe. Steinthal insiste sur cette différence, il propose pour le second ordre de troubles, l'ancien nom d'acataphasie (Aristote).

Nous n'approfondirons pas cette étude, que nous sentons réellement au-dessus de nos forces; nous nous contenterons de citer une observation de Steinthal lui-même.

Un homme atteint d'aphasie et de paraphasie, disait lorsqu'on lui examina les yeux : « Das eine Auge, Auge ist immer; Thrænen; thrænig gewesen : Ich kann gar nicht; früher konnte ich; besonders natürlicher Weise; mit den Jahren kleine Stiefe; Strippe; Schrift; die Brille. » Ce qui se traduit à peu près : « L'un des yeux, yeux a toujours été, larmes, larmoyant, je ne puis pas du tout, autrefois je pouvais, surtout, naturellement, avec les années de petits (par Stiefe et Stippe il essayait de dire Schrift, écriture, les lunettes. »

La seconde partie de la phrase est fortement ébranlée; l'on peut la compléter ainsi : « Je ne puis pas du tout *voir*; autrefois je pouvais *lire*; surtout une *grande écriture*; naturellement *il fallait* qu'avec les années je *lusse* la petite écriture *avec* les lunettes. »

Les troubles dysphasiques que nous avons vus jusqu'à présent, rentrent tous dans ce qu'en clinique on nomme *aphasie*. Il est encore des cas de trouble ou de perte de la parole dont on ne peut guère déterminer la nature. C'est le cas des aphasies dites *fonctionnelles*.

Nous allons faire une revue rapide des différents cas dans lesquels elles se produisent.

On a vu quelquefois une *grande frayeur* occasionner une perte passagère ou durable de la parole.

Le Dr Wertliner de Wartberg (Hongrie) raconte le fait d'une petite fille de 13 ans qui, renversée par une voiture, en fut quitte pour quelques lésions cutanées, mais elle perdit la parole pendant 13 mois. On essaya inutilement différents traitements, lorsqu'un beau jour elle se jeta dans les bras de sa mère en s'écriant : *Mère, je pourrai encore parler*. En effet au bout de quelques semaines, elle se remit à parler comme autrefois.

Une *violente émotion* peut de même faire recouvrer la parole perdue. Il nous suffira de rappeler l'histoire du fils de Crésus racontée dans Hérodote.

Il existe souvent non pas seulement une aphonie mais aussi un mutisme aphasie *hystérique* (1). Il en est de même à la suite d'attaques d'épilepsie ; la chorée, la catalepsie, l'extase peuvent amener le même résultat.

La plupart des maladies graves, surtout celles qui s'accompagnent d'une fièvre intense, peuvent troubler la parole ou bien même l'anéantir pour un temps. Il est vrai que la plupart d'entre elles peuvent amener des lésions cérébrales diffuses ou même circonscrites. Nous citerons le mal de Bright, le diabète, la syphilis, le saturnisme, l'alcoolisme, la fièvre typhoïde, la scarlatine, la rougeole, la variole, etc. (Trousseau Béhier, Calmeil et bien d'autres.)

On a même cité des cas d'aphasie déterminée par une ac-

(1) Nous citerons à ce propos l'observation fort intéressantes de mutisme hystérique, traité avec efficacité par la compression ovarienne, observation publiée par MM. Liouville et Debove. *Progrès méd.* 1876.

cumulation des matières dans l'intestin ou des lombrics ; la parole revenait aussitôt que la cause était éloignée.

Ce sont là des *aphasies réflexes.*

De l'achoppement des syllabes (Silbenstolpern). — *Des troubles de la parole dans la paralysie progressive et dans la démence.*

Parmi les troubles dysphasiques que les praticiens ont réuni sous le titre collectif d'aphasies, nous en distinguerons un que nous appellerons l'achoppement des syllabes (Silbenstolpern). Il s'agit d'une incoordination des mots en tant qu'unités linguistiques; non pas que les syllabes ou les mots eux-mêmes aient souffert, mais ce sont les opérations auxquelles les mots et les syllabes doivent leur existence qui clochent. Les mots sont atteints dans leur unité organique, leur ensemble, leur tout n'est plus respecté. Ce sont des tronçons de mots, ils subissent des désagrégations, des mélanges, des introductions forcées, ils sont constamment faits et défaits.

Dans l'achoppement, les mots ne sont pas dénaturés de la même manière que dans le balbutiement. Dans celui-ci certains mots prononcés isolément se trouveront viciés, dans l'autre chaque mot en particulier est bien formé. Celui qui a l'habitude de butter viendra facilement à bout des mots les plus rebelles, pourvu qu'il procède avec lenteur, en syllabisant ; il dira cons-tan-ti-no-po-li-tain, trente-troi-ième escadron. Le balbutiant, pour réussir, devra déployer plus que ses moyens ordinaires, il aura comme une explosion ; au lieu que le butteur arrivera mieux à ses fins, en se tenant calme et en ne précipitant rien.

Quelqu'un qui aura le voile du palais paralysé mettra invariablement les mêmes consonnes à la place d'autres consonnes, un *M* ou un *N* au lieu d'un *B* ou d'un *P*, mais le butteur culbutera toutes les voyelles et toutes les syllabes d'un mot ou de plusieurs mots qui se trouvent les uns à la suite des autres ; ce sera quelque chose comme *Keping* au lieu de *Peking*. *Artrallerie* ou *Rartrillerie* au lieu d'*Artillerie*.

Ceux qui balbutient comme ceux qui s'achoppent se rencontrent en un point ; ils s'entendent à toujours prendre le chemin qui les mène le plus directement, à substituer à la lettre qui les arrête, une autre qui lui ressemblera, mais qui les incommodera moins.

L'intercalation très-fréquente de voyelles s'explique comme moyen de se ménager un passage d'une consonne à une autre. Quelquefois on se repose sur une voyelle afin de procurer aux instruments de la prononciation le temps de prendre position.

L'achoppement peut se nommer paraphasie lorsque les mots estropiés gardent quelque sens bien que ce sens soit absurde, lorsque sœur deviendra beurre ou que café se transformera en chat, mais ce sera de l'achoppement-pur lorsque Freiburg sera représenté par Feigfro.

Cette perversion du langage passe pour avoir une grande valeur pronostique au début de l'affaiblissement mental. L'embarras de la parole, a dit Esquiros, est un signe mortel. On l'observe, en effet, très-souvent, dans la paralysie progressive avec démence, et de préférence dans les affections cérébrales à forme disséminée, à processus irritatif qui conduisent graduellement à la destruction de la structure et des fonctions corticales.

Il y a quatre ans, existait à ma clinique, dit le professeur Kussmaul, un typhique, buveur de profession. Pendant sa maladie qui n'offrait qu'une fièvre modérée, on constata un achoppement syllabique bien caractérisé. Il en fut ainsi jusqu'à la fin. On craignit une complication de paralysie progressive. Un aliéniste partagea cet avis. Mais le malade guérit. Preuve que, dans ce cas, on ne doit pronostiquer qu'avec réserve.

L'achoppement peut déjà survenir dans la première période de la paralysie générale progressive, alors qu'on ne découvre pas encore la plus petite altération dans la motilité, que les productions vocales et toutes les autres manifestations volontaires sont intactes. A une époque ultérieure, la langue, les joues, les lèvres, la mastication, la déglutition, l'insalivation pourront ne laisser rien à désirer, que déjà les troubles phonateurs seront devenus permanents et considérables.

L'attention est dès lors attirée sur l'écorce, et avec raison ainsi que les recherches microscopiques l'ont prouvé, quoique Lubimof (1) ait essayé de les réfuter. Dans une nombreuse série de cas que Westphal (2) a eu sous les yeux, il ne lui a pas été possible de découvrir des changements soit dans le trajet périphérique, soit dans le trajet bulbaire de l'hypoglosse.

On ne s'étonne pas, connaissant la tendance de la maladie à envahir tous les départements du cerveau et de la moelle épinière de voir naître d'autres troubles dans le langage, le balbutiement, le bredouillement, le tremblement, le chevrotement, le bégaiement. Les cordes vocales sont quelquefois considérablement détendues. La voix baisse, prend un timbre monotone, s'enroue. Dès les premières intonations tout

(1) Lubimof. Virchow's Archiv., 1837, v. 57, p. 271.

(2) Westphal. Archiv. f. Psych., v. I, p. 9.

l'air des poumons est dépensé, les muscles abdominaux sont obligés d'y suppléer. On n'a qu'à poser la main sur l'épigastre pour s'en assurer. Malgré cela il ne reste plus qu'un chuchottement, à la fin il n'y a plus d'air et plus de mots.

Les lésions indiquées suffisent largement pour expliquer les troubles de la parole qu'on appelle tremblement, bredouillement, bégaiement. De quelle nature sont ces troubles? On parle trop souvent de paralysie et pas assez d'ataxie. C'est ainsi que les fous paralytiques ne présentent véritablement de paralysie qu'à la dernière période de leur maladie.

S'il s'agissait toujours d'une véritable paralysie des muscles qui concourent à l'articulation des sons, on ne verrait pas aussi souvent, ni surtout si vite, les rémissions qui font qu'au début la symptomatologie change d'un jour à l'autre chez le même individu.

En outre, on observe en même temps du tremblement de la parole, des mouvements fibrillaires des muscles de la face, des lèvres et des joues qui ne sont certainement pas d'ordre paralytique. Ces contractions se produisent en dehors de tout mouvement volontaire et semblent dès lors résulter d'une excitation anormale et appartenir à l'ordre convulsif. Ils se produisent lorsque le malade est sur le point de parler; on dirait une mauvaise répartition de l'influx nerveux et ceci est du ressort de l'ataxie.

Voilà pour la pathogénie des troubles de la parole. Il s'agit maintenant de les étudier de plus près et d'envisager l'importance de chacun d'eux au point de vue du diagnostic et du pronostic.

L'*ânonnement*, sur lequel nous reviendrons plus loin, est cet embarras de la parole qui est produit par le retard dans la prononciation et l'émission des lettres, des syllabes et des mots. Des individus abusent de la lettre *a*, *o*, *e*.

La cause de ce retard est dans une paresse de l'esprit et dans un manque de mémoire; c'est un symptôme de la démence dans la paralysie générale et dans celle qui survient à la suite de folie simple et d'abus de boisson.

Ceux qui ânonnent ne s'en rendent pas compte, même quand on y les rend attentifs; c'est qu'ils ne veulent pas s'en donner la peine et que leur optimisme leur persuade qu'ils sont infaillibles.

En même temps que l'ânonnement on observe la parole *hésitante* et *traînée* qui dépend des mêmes causes, de troubles de la mémoire, et qui a une valeur diagnostique considérable (1). Rien qu'en écoutant cette parole traînée si caractéristique, on peut reconnaître à distance la paralysie générale. Avec elle coïncide, le plus souvent, un état particulier du facies, la figure manque d'expression tout à fait ou la béatitude s'y dessine en permanence. Tous les actes réfléchissent l'hésitation du langage. Les malades veulent, puis ne veulent pas faire telle chose si insignifiante soit elle; c'est la marque bien frappée de la débilité du cerveau.

Le tremblement de la parole est un trouble d'ordre ataxique. C'est une émission de mots dont les syllabes sont séparées les unes des autres par des intervalles non isochrones. C'est le parler de la colère et de l'ivresse. Il a une importance moyenne au point de vue du diagnostic de la paralysie générale, parce qu'il apparaît fréquemment tout au commencement.

Dans la périencéréphalite diffuse, on rencontre le tremble-

(1) M. le professeur G. Sée nous a montré à l'une de ses leçons cliniques deux malades qui présentaient ce caractère très-nettement.

ment à tous ses degrés, mais souvent si peu accusé, qu'il s'agit de le rechercher avec soin.

Le tremblement pour être poussé jusqu'à des secousses qui projetteront la langue du côté du nez jusqu'à suspendre tout à fait l'articulation.

A la deuxième ou à la troisième période de la paralysie générale il n'a plus qu'une valeur secondaire. Comme il existe des tremblements séniles, des tremblements mercuriels, des tremblements alcooliques et d'autres encore, il est essentiel de ne pas les envisager seuls et de leur assigner leur rang à côté des autres symptômes.

Le bredouillement dans la paralysie générale est plutôt un phénomène d'ordre paralytique, qu'une manifestation ataxique ; il peut être une infirmité congénitale, il fait partie de l'alcoolisme chronique ainsi que de l'ivresse. Hors de la paralysie générale, il dépend d'un défaut de synergie entre l'influx volontaire et le fonctionnement du bulbe, les muscles et les nerfs animés par ce dernier n'ont pas le temps d'exécuter les ordres de la volonté.

Tous ces troubles peuvent exister séparés dans la période initiale des maladies.

Le *tremblement de la parole* est celui qui se rencontre le plus souvent isolé; c'est aussi celui qui a la plus grande valeur au point de vue du diagnostic, et qui par conséquent intéresse le plus le clinicien. Mais à une période plus avancée il se produit une confluence entre les troubles de cause bulbaire et ceux de cause cérébrale.

Le bégaiement n'a pas la valeur pronostique des autres vices de la parole en pathologie mentale. Le diagnostic n'a pas non plus beaucoup à y gagner.

Et en effet, bien des maladies présentent le parler accompagné d'effets pénibles de phonation et d'articulation. Il peut être congénital ; il peut procéder de causes inconnues dans leur essence et tout à fait étrangères à la périencéphalite diffuse. Un jeune homme névropathique, musicien consommé, est devenu, bègue, peu à peu, à l'âge de dix ans, sans cause connue, et à l'heure qu'il est, il n'est pas le moins du monde menacé de paralysie générale (1).

L'importance du bégaiement est ailleurs, ainsi que nous le verrons bientôt.

Par suite de l'extension et de l'aggravation des processus morbides qui forment la base de la paralysie progressive et qui se répandent sur les différentes parties de la couche corticale, il est concevable que, outre l'achoppement des syllabes qui peut demeurer longtemps le seul symptôme dysphasique, il en arrive d'autres de même nature. On a observé, entre autres, des aphasies passagères qu'on a attribuées à des perturbations partielles et momentanées dans la circulation, à des hyperémies lentes. L'aphasie durable exige des foyers d'altération plus profonds.

J'ai eu occasion, dit M. Kussmaul, de voir chez un jeune Russe des moments de privation de la parole précédés et accompagnés de congestions vers la tête. Il avait, du moins, partiellement le sentiment de ce qui se passait autour de lui. Son mal consistait en une paralysie progressive qui avait suivi une syphilis grave. Les accès étaient rares, et dans les bons intervalles le langage était correct, les mouvements de la langue étaient libres. La voix était bien un peu tremblée ; aussi son plus grand ennui provenait du mot *blanchissage* qui se changeait toujours en *blanssichage*.

(1) La plupart des faits que nous venons d'énoncer sont empruntés au travail de M. Voisin, déjà cité plus haut.

En résumé, les malades qui nous occupent pèchent de cent manières contre la construction des phrases et des termes. Ils se complaisent dans des expressions hyperboliques, ils abusent du néologisme, ils affectent des tournures enfantines, ils coupent sans cesse leurs périodes, ils ne tiennent plus le fil de leurs idées, ils se répètent parce que la mémoire les trahit, parce qu'ils ont peur que l'expression ne leur échappe. Ils diront : je suis, je suis, je suis jusqu'à ce qu'ils se rappellent ce qu'ils sont, où ils prononceront d'une façon saccadée, je suis, suis, suis, suis, suis.

Il paraîtrait que l'achoppement des syllabes ne tient pas comme l'aphasie à des destructions partielles de la région de Broca.

Logopathies.

DES DYSPHRASIES. (*Dyslogies*)

Nous entendons par dysphrasies les vices de la parole qui remontent à un trouble de l'intelligence. Une foule de singularités et de bizarreries de langage, qu'on rencontre tous les jours, et qui vous frappent, sont le fait de quelques originaux qui, des fois, ont été éduqués en dépit du bon sens et qui, dans d'autres cas, sont gouvernés par des idées biscornues. C'est ici la frontière qui sépare la physiologie de la pathologie.

Il existe un mutisme volontaire (aphrasie volontaire), auquel se condamnent des hommes bien portants, ou par fidélité à des vœux religieux ou par des motifs qu'ils cachent. Ils pourraient, mais ils ne veulent pas parler. Les fous passent des mois et des années dans le silence le plus absolu ; on les tiendrait pour aphasiques si un beau jour, lorsqu'on s'y attend le moins, ils n'ouvraient subitement la bouche. On a vu de ces abstentions qui duraient depuis un temps immémorial n'être rompues que dans les derniers jours de l'existence. Les causes de cette étrange conduite sont très-variables. Dans la forme grave de la mélancolie (mélancholia attonita), où l'organisme tout entier semble plongé dans la passivité, la parole est également réduite à son minimum ; le moral n'est pas plus éveillé que le physique, et, à toutes les demandes, il est tout au plus répondu par quelque sourire muet dont il faut deviner la signification.

Chez les maniaques, ce sont des idées fixes, religieuses ou autres, des hallucinations qui prononcent l'interdiction. Le bon Dieu l'a voulu ; c'est écrit dans l'écriture sainte, l'empereur de Russie a rendu un ukase ; des voies intérieures ou extérieures imposent le silence pour un temps ou à jamais. Ainsi iront les choses jusqu'à ce qu'un événement extraordinaire, quelque maladie grave ou une nouvelle voix mystérieuse lève la condamnation.

A côté de cette impotence de diction ou de cette volonté arrêtée de ne rien articuler, nous rangerons la renonciation intentionnelle de ceux dont la conscience délicate a horreur de certaines expressions qu'ils considèrent comme des inconvenances ou comme des profanations. Les voyageurs parlent de tribus sauvages qui ont érigé en loi de ne plus prononcer le nom d'un défunt, qui proscrivent toutes les appellations qui pourraient le rappeler et qui les remplacent, aussitôt, par des désignations nouvelles.

Vous avez des personnes qui se livrent à la singulière habitude d'introduire dans leur conversation ou dans la plupart de leurs phrases, au commencement, au milieu, à la fin, la place leur est égale, des expressions qui jurent avec le reste. Ce n'est autre chose, souvent, qu'une fantaisie par laquelle quelques esprits aussi faibles que prétentieux, visent à la distinction. J. Franck raconte dans ses Préceptes (t. II, v. 2, sect. 1, chap. 2) qu'un de ses élèves trouvait toujours moyen de fourrer dans ses phrases les mots hedera et federa. Voici comment étaient rédigées ses observations : « Le patient a bien dormi, hedera ; deux selles, federa. Pris médecine ; hedera et cœtera. »

Un professeur de gymnase qui soignait beaucoup son élocution, quand il voulait être très-pathétique, prodiguait les oe et les doe, ou mieux encore il avait recours à des oe, doe, woe, doe. Il terminait la prière de la classe du matin par *Amen*, suivi des oe, doe, woe, doc, plusieurs fois répétés.

Cet étonnant amalgame de mots stéréotypés apparaît aussi dans les maladies cérébrales.

Un vieux général allemand, à la fin de sa carrière, dans les cas de surexcitation, tombait sur cette plaisante cheville : *Maman*. Cette marotte datait d'un coup de soleil. Ce misérable *maman*, était-il capable de dire, ce misérable garnement, *maman*, s'est imaginé, *moman*, que les autres, *maman* lui tireraient les marrons du feu, *maman*. Il se livrait aux mêmes remplissages quand il parlait italien. Toutes ses phrases étaient poivrées de *maman*. Or, son intelligence n'était aucunement affaiblie. (Kussmaul.)

Les fous se complaisent dans cette phraséologie. Une malade de Westphal, aliénée et aphasique, affectionnait les substantifs diminutifs : angelette, bêtelette, vermicule, etc.

Les personnes qui, par timidité, par inexpérience, par absence d'idées, par pénurie de mots, se sentent embarrassées de parler, contractent facilement un vice de locution qu'on appelle *ânonnement.*

Qu'est-ce donc qu'ânonner? C'est le travers de ceux qui, à toute minute, s'arrêtent et rompent leurs périodes par des voyelles allongées, par des diphthongues, des nasales, des *a*, des *aa*, des *e*, *è*, des *ang*, des *eng*, etc., tous expédients pour atteindre les mots suivants. La méfiance de soi-même est le principal auteur de ce travers, et ceux qui en sont porteurs n'obtiennent qu'à grand'peine à s'en défaire et retombent dans leur vieux péché longtemps après qu'ils s'en croyaient délivrés. L'ânonnement est exceptionnel chez les femmes. Il est caractéristique de l'affaiblissement du cerveau et principalement de la paralysie générale progressive.

Nous signalerons une irrégularité plus détestable encore, ce sont les efforts répétés d'expuition, d'expectoration, de renaclement qui servent d'entrée en matière à des hommes appelés à parler en public. C'est, éventuellement, un artifice pour commander l'attention, pour provoquer le recueillement. Un coup de hasard peut obstruer la gorge. Mais, par moments, comme on l'a dit, il vaudrait mieux pour l'auditoire que les discours fussent arrêtés que les glaires.

Il y a une proche parenté entre l'ânonnement et la fréquente répétition de tels mots, de tels membres de phrases, voire même de périodes entières. Ces écarts sont évidemment une qualité, lorsqu'ils ont pour but de mettre en relief quelques tournures ou quelques pensées; mais nombre de fois, ils trahissent l'engagement malencontreux d'un avocat, d'un plaideur, d'un conférencier, etc., qui n'a pas de quoi fournir à son sujet. Dans son Traité des maladies mentales (Paris, 1860, p. 300), le docteur Morel nous represente :

Une hypochondriaque, craignant de perdre l'usage de la parole, se croyait obligée de répéter incessamment le même mot, la même phrase. Elle agitait aussi constamment son bras dans un certain sens, redoutant de perdre la faculté de le mouvoir. Une autre femme, en proie au délire des persécutions, à qui on demandait la raison de certaines interversions dans les mots de ses phrases, qui en dénaturaient le sens et rendaient même son langage incompréhensible, déclarait que c'était pour enlever à ses ennemis l'occasion de tourner contre elle-même ses propres pensées et de les lui dérober.

Dans ces deux observations, les malades ont indiqué les motifs de leur conduite ; mais il n'est guère possible de saisir, autant qu'on le voudrait, la filiation entre ces actes automatiques et le délire qui les amène. On a le spectacle de ces infortunés qui se garantissent la bouche avec les deux mains, qui se placeront contre un arbre ou dans l'angle d'un mur pour y parler à voix basse ; mais ils ne vous livreront pas leur secret.

Les enfants ramassent quelquefois en passant un mot, un vers, une rime qui les séduiront par leur sonorité, par leur euphonie, par un sens drôle, etc. Ils s'en emparent incontinent, et le serinent jusqu'à satiété. De même les aliénés laissent échapper des expressions incohérentes sans suite, sans liaison, quelquefois pendant plusieurs heures, le même mot ; il en est qui se créent un langage tout particulier. Brossius traitait un malade qui avait jeté son dévolu sur le mot *kitzfleck* · *kitzfleck* par ci, *kitzfleck* par là ; il s'en délectait, il en riait, il s'en pâmait. Le même observateur relève cette particularité chez les fous, qu'ils essayent volontiers d'en imposer aux autres avec des mots ronflants. Son établissement en possédait un spécimen curieux. Celui-là n'abordait son médecin qu'avec une seule question : Que dit Horace? Après quoi, il débitait un tas d'aphorismes insensés. Il n'y a pas que les fous qui soient coutumiers de ces redondances; elles sont fréquemment offertes par des individus bien portantes qui auront le désir de montrer qu'ils ont été bien attentifs, qu'ils ont bien écouté et bien retenu. A ces fins, ils se font l'écho des fins de phrase de leur interlocuteur. Cet écho innocent est bien différent de celui que les aliénistes connaissent si bien et dont la signification est toute autre. Quand l'aliéniste demande : « Comment allez-vous? » le malade répondra : « Comment allez-vous? » Deuxième demande : « Que ferez-vous aujourd'hui? « Réponse : « Que ferez-vous aujourd'hui, que ferez-vous aujourd'hui, que ferez-vous aujourd'hui ? » Rappelons une autre circonstance, l'instant où le sommeil approche, où la tête est alourdie, les idées s'embrouillent, les paroles traînassent, (*bradyphrasie*, *paraphrasie*). Les mêmes allures, on les constate dans certains états d'engourdissement et d'affaiblissement du cerveau, tandis que l'on remarque tout le contraire chez les gens à esprit vif, à humeur prompte qui voudraient parler plus vite qu'ils ne pensent. Nous touchons là à un nouveau vice de la parole.

Le bredouillement (tumultus sermonis). Une mauvaise oreille peut en être la cause première. Ceux qui sont adonnés à cette mauvaise prononciation roulent précipitamment leurs paroles les unes sur les autres; ils ne prennent pas le temps de séparer convenablement les sons et les syllabes; ils avalent la queue des phrases, des groupes entiers de mots s'engouffrent dans leur bouche. Les premières fumées des spiritueux donnent de la volubilité, mais quand elles montent trop les divagations prennent le dessus, et quand le cerveau est bouleversé, le vocabulaire est également sens dessus dessous.

On a pris l'un pour l'autre le bredouillement et le bégaiement. L'erreur provenait de ce que des individus extrêmement timides ont eu la respiration tellement gênée, qu'ils étaient obligés de s'arrêter court en plein débit, pour reprendre de l'air, et qu'ils étaient même saisis de spasmes glottiques. Vinecke raconte que du temps où c'était la mode d'attaquer le bégaiement avec le couteau, deux bredouilleurs furent myotomisés jusqu'à trois fois, et onze autres furent menacés de rester infirmes toute leur vie s'ils ne consentaien pas à la même opération.

La distinction n'est pourtant pas difficile. Le bredouilleu parlera d'autant mieux qu'il s'observera davantage; le bègu d'autant mieux qu'il se laissera plus aller; le premier ser plus sûr de sa diction au milieu d'étrangers; le second préférera la présence de ses proches et de ses amis. Colombat cit un jeune ecclésiastique qui bredouillait horriblement à l maison et qui parlait admirablement en public.

C'est une forme spéciale de bradylogie que celle qui consist dans des interruptions, des arrêts, des pauses qui s'élèven comme des obstacles devant un exposé, une explication, u récit, etc. Quelquefois celui qui tient la parole mène à bonn fin son développement, malgré quelques retards; mais que quefois aussi il reste en route. Cela peut dépendre d'une émotion de larmes ou de sanglots qui lui étranglent la voix; mai cela peut tenir aussi à des agitations qui travaillent la mass des auditeurs. Les mélancoliques sont très-exposés à ces surprises; pour un rien, ils pleurent, sanglottent et étouffent l'émotion imprimée sur leur mine indique qu'ils ne peuven plus parler. Ces incidents comptent souvent parmi les premiers indices de l'affaiblissement mental.

Les hallucinations sont une des causes qui contribuent l

plus à interloquer le malade ; ils ne lui laissent pas de répit. Le voilà occupé à des communications verbales et bien en train, tout à coup des voix moqueuses se font entendre, il suspend, il recommence, et ainsi à plusieurs reprises, jusqu'à ce qu'enfin ne se possédant plus, il lâche la parole et repousse par des injures les voix qui l'importunent. Quand, quelques instants après, il veut ressaisir leur idée, il n'est plus temps. Un malade de Vestphal entrait dans des colères bleues, parce que, à l'en croire, tous les gamins de la ville lui criaient : « *Dex*, *dex*. » Un prêtre, partout où il allait, n'entendait que des *e*, *e*, *e*. Il en conclut qu'il serait un jour évêque. Les voix mystérieuses peuvent être externes ou internes, elles peuvent partir du ciel, des maisons voisines, de la terre, des coins d'un appartement, de la cheminée, des armoires, des matelas ; mais elles peuvent aussi venir de la tête, du ventre ou d'un autre organe.

Un seul mot possède quelquefois un pouvoir distrayant, une véritable fascination. Il n'y a rien d'extraordinaire à voir un seul individu ou même une assemblée tourner brusquement le dos à un sujet qu'on suivait avec le plus grand intérêt, à l'apparition d'un mot ou d'un nom qui aura le don d'exciter l'attention générale. Du premier jusqu'au dernier, ils s'échappent tous par cette tangente improvisée.

La détonation d'un mot, la répercussion d'une syllabe, une similitude quelconque, une consonnance, une dissonnance, une simple résonnance induisent les malades à des mille et des cent rapprochements et les entraînent loin de leur piste, à tout bout de champ.

Ces brusques demi-tours, ces ex-abrupto faisaient l'étonnement journalier des élèves du célèbre professeur d'histoire de Heidelberg Schlosser. Il avait l'habitude de sauter d'une proposition à l'autre, d'amorcer des thèmes : c'était ensuite au public à trouver la suite.

Dans les salles d'aliénés, on présentera souvent des spécimens qui, invités à compter jusqu'à dix, ne s'arrêteront ni à cent, ni à deux cents, ni à mille. Ils iront tant que la voix et la mémoire voudront. Un musicien privé de sa raison était toujours à la chasse d'un diapason, et aussitôt qu'il le tenait, il enfilait des gammes à perte d'haleine. Dans des cas semblables, c'est le moi régulateur des idées qui a quitté le gouvernail.

Une anomalie du même genre se passe lorsqu'une femme ébranlée dans tout son être par une nouvelle triste, pousse des éclats de rire, ou qu'une assemblée de fidèles suspendue aux lèvres du prédicateur, passe, sans transition, à des accès de gaîté, parce qu'un auditeur endormi dans un coin de l'église aura fait entendre des ronflements.

Nous devons également une mention à l'influence prépondérante que les idées politiques, religieuses, sociales, scientitifiques d'une époque, exercent sur le langage de tout le monde et sur celui des aliénés en particulier. Des gens, d'ailleurs sains d'esprit, mais engoués de systèmes, trouveront toujours moyen, quelque difficile que cela paraisse, d'enfourcher leur dada. La folie imprime son cachet non-seulement aux gestes, à l'attitude, aux allures, mais encore à la voix, à l'intonation, à tout le langage.

Il y avait dans la maison du docteur Brosins :

Un jeune homme qui se prenait tantôt pour telle personnalité, tantôt pour telle autre. Aujourd'hui, il se sentait un grand savant ; la tête renversée sur son fauteuil, d'une voix grave et avec force gestes il se livrait à des démonstrations devant les gardiens et leur famille. Demain il se croyait comte italien, baron normand ; alors il affectait des poses chevaleresques et se glorifiait de ses titres et de ses possessions. Entre temps, il devenait un pauvre hère, abandonné, il implorait la pitié des passants. Tout à coup l'humeur redevenait gaie, la voix sombre disparaissaet alors il regardait comme très-distingué de parler du nez.

Nous clorons ce chapitre par un coup d'œil jeté sur le *langage des idiots.* Les recherches modernes semblent donner raison aux théories de Wagner et de Gratiolet, d'après lesquelles la microcéphalie résulterait d'un arrêt de développement des hémisphères. Le cerveau ne dépasserait pas une certaine phase de la vie embryonnaire.

Il est des microcéphales qui n'arrivent jamais à parler. Cela peut tenir à l'absence d'idées, mais cela peut tenir aussi à la privation du mécanisme de la faculté d'articuler.

Meyer s'est occupé d'un idiot qui mâchait et soufflait plutôt qu'il ne parlait. Ses parents étaient sûrs qu'il disait : papa, maman et oncle. La mastication était difficile. Par contre, il avait des gestes très-vifs et très-expressifs, et il s'en servait pour se rendre compte de tout ce qui se passait dans l'asyle. C'était un rapporteur zélé. On s'en étonnera moins si on veut bien se rappeler que des enfants fort intelligents restent quelquefois très-longtemps avant d'acquérir le langage.

Mais vous trouverez aussi des microcéphales qui sont tout le contraire; babillards, parleurs automates qui ne se doutent même pas qu'il y a une relation entre les noms et les choses.

Une troisième catégorie se compose de ceux qui, avec avec quelques mots, formulent quelques désirs. Müller a fait observer que, parmi eux, on en rencontrerait qui, lorsqu'ils sont montés, profèrent des paroles qu'on ne leur connaissait pas jusqu'alors. Aeby est parvenu à tirer quelques explications d'une microcéphale nommée Elise Sckenkel.

Elle avait fréquenté pendant plusieurs années une école publique ; mais elle avait été obligée d'y renoncer faute de pouvoir suivre. Sa tête se refusait absolument au calcul ; à grand'peine elle allait à dix. Son frère Christian, microcéphale comme elle, mais plus vif et plus remuant, comprenait les questions concernant la vie de tous les jours et prononçait correctement quelques mots.

L'idiotisme acquis fournit, lui, des bavards sempiternels. D'après Kind, deux points seraient à considérer. Un certain développement intellectuel peut avoir précédé la maladie ; il reste, d'ancienne date, des mots, mais dont le sens est perdu. En second lieu, la *logorrhée* proviendrait d'une succession par trop rapide des impressions sensorielles, à laquelle correspondrait un continuel changement de mots.

Quant aux idiots parlants, la difficulté porte tantôt sur les gutturales, tantôt sur les labiales, tantôt sur les linguales.

Disons que, pour l'étude des désorganisations du cerveau qui agissent sur la parole, on n'en est encore qu'au début. (Sander (1), Knox) (2).

La littérature médicale a été mise à contribution par ces deux auteurs, le premier a trouvé 10 cas, le second 15 cas de formation vicieuse du corps calleux. D'après eux l'absence totale ou un développement rudimentaire des commissures qui relient les deux hémisphères entraînent infailliblement l'idiotie.

Quelques individus à système commissural incomplet, quoique idiots, s'approprient la parole ou quelques paroles; ils sont aptes à répondre à quelques questions très-élémentaires et même à lire et à écrire. Un individu qui parlait et écrivait, était zéro en calcul. Depuis l'état de ceux qu'on

(1) Sander. Archiv. f. Psychiatrie, 1848-1869, p. 128.

(2) Knox. The London med. Records, 1875, n° 125.

appelle des faibles d'esprit, jusqu'aux automates dont la dégradation est totale, il y a des nuances à l'infini. Mais de tout temps l'état de la phonation a passé pour un excellent moyen d'appréciation et de classification.

Le Dr Bourneville (1) a entrepris des études sur la cavité buccale des idiots, et il est parvenu à en déterminer les défectuosités les plus habituelles qui sont : l'étroitesse des arcades dentaires, une voussure exagérée de la voûte palatine, l'implantation vicieuse, la mauvaise configuration, la carie prématurée des dents, une pesanteur remarquable de la mâchoire inférieure. La langue, phénomène plus rare, est épaisse et comme tuméfiée, le palais présente un sillon déprimé sur la ligne médiane et peut être divisé. A mesure que l'idiotie s'aggrave, la parole se pervertit de plus en plus pour n'être plus dans les derniers degrés qu'un grondement sourd ou un grogrement qui n'a plus rien d'humain.

D'après Virchow (2), toutes les anomalies de la tête observées dans l'idiotisme peuvent être ramenées à une cause anatomique, toujours la même, l'ossification prématurée des sutures crâniennes. Celles-ci, en se comblant trop tôt, laissent une boîte osseuse trop exiguë. Donc, microcéphalie.

L'histologie microscopique ne manquera pas d'élucider cette question. Les cellules nerveuses, le réseau circulatoire et conjonctif qui les entoure nous aideront un jour à comprendre pourquoi l'intelligence est frappée de nullité, alors même que l'encéphale ne porte pas extérieurement le signe de la dégénérescence.

Le professeur Natalis Guillot invoquait dans ces cas une

(1) Mémoire sur les conditions de la bouche chez les idiots.

(2) Cretinismus und Schaedel deformationen, Gesammelte Abhandlunger, p. 969.

inégale répartition des vaisseaux sanguins ou une diminution de leur calibre. Griesinger a signalé, pour sa part, l'étroitesse anormale des artères célébrales, étroitesse qui se continue jusque dans les ramifications capillaires.

Troubles de la parole sans lésions centrales.

DES NÉVROSES SPASMODIQUES. — BÉGAIEMENT ET APHTHONGIE.

Il est deux troubles de la parole qui appartiennent aux névroses spasmodiques : ce sont le bégaiement et l'aphthongie.

Dans le bégaiement, l'articulation des syllabes et par suite le langage sont rendus difficiles, lorsque le malade veut parler. Cela n'a pas lieu toujours, mais fréquemment, à certains moments et dans certaines conditions qui ne naissent que trop facilement. Dans l'aphthongie, chaque tentative pour parler donne l'éveil à une action spasmodique de l'hypoglosse qui interdit, absolument, le langage.

Qu'est-ce qui distingue la prononciation du bègue de la prononciation normale? C'est, au premier chef, un défaut d'association des puissances musculaires qui concourent à la prononciation. Après quelques phrases, après quelques mots, quelquefois après un seul, un spasme se produit. A la rencontre des consonnes, surtout à la rencontre des consonnes explosives avec les voyelles, plus rarement lors de la prononciation des syllabes qui commencent par des voyelles, le discours est arrêté, une syllabe, ou celle qui la précède, est reprise plusieurs fois, jusqu'à ce que la barrière soit franchie et que le parleur puisse reprendre sa marche. Cette mise en arrêt ne survient pas en tout temps, le bègue a ses bonnes heures, où il s'exprime sans gêne. Si on cherche à se rendre compte des circonstances qui l'empêchent d'associer ses syllabes, on constate que l'action musculaire, qui tient sous sa dépendance la formation des lettres, n'est pas synergique. Mais le pourquoi de ce désarroi musculaire? Les mêmes fibres qui se regimbent lorsqu'il s'agit de collaborer à à un acte phonateur, travaillent de la façon la plus régulière lorsqu'il s'agit d'actes étrangers au langage. Il semble, par conséquent, clair qu'elles manquent de l'influx nerveux qui gouverne la contractilité. C'est donc une névrose. Ainsi conclut le professeur Kussmaul. Sa définition est corroborée par une foule de faits qui caractérisent les névroses.

M. le Dr Morel, pendant qu'il dirigeait l'asile de la Meurthe, a eu affaire à un épileptique dont les crises étaient annoncées par une modification de la voix qui servait d'avertissement. C'était un aliéné des plus dangereux les jours d'accès. Il lui survenait un délire qui durait 7 à 8 jours, avec prédominence d'idées homicides. Sa voix avait alors le timbre de la voix de polichinelle.

Un organe voilé, rauque, étranglé par des spasmes du larynx et de la glotte suffit, à des hommes de l'art expérimentés, pour indiquer le début ou le déclin d'une crise de manie hystérique.

Voici ce que dit à ce sujet M. Bernutz (1).

« Dans l'hystérie au second degré, les convulsions au lieu « d'être limitées aux mcles constricteurs de la glotte, « peuvent être généralisées à tous les muscles du larynx, « entraîner la perte subite de la voix ou la modifier de telle

(1) Nouveau Dict. de méd. et de chir., art. Hystérie, t. XVIII.

« sorte que la toux soit une sorte de cri plus ou moins aigu. La « convalescence peut enfin s'étendre aux muscles de la poi-« trine, à ceux des parois abdominales et au diaphragme, en « même temps qu'aux muscles du larynx et donner lieu à « l'aboiement, à des miaulements, etc., qui tantôt se pro-« duisent à chaque instant, tantôt à certains moments, et « constituent des accès singuliers qui ont tant surpris dans « certaines épidémies, notamment dans celle de Saint-« Médard. »

Notre maître, M. le professeur G. Sée, dans le mémoire qu'il a publié sur la chorée en 1851, mémoire qui a fait époque, indique la distinction qu'il faut faire entre les chorées rythmiques et les chorées vulgaires. Elle se trouve dans les actes de la phonation et de la parole.

« Pour parler, dit-il, de la loquacité avec ou sans incohé-« rence des idées qui se rencontre chez quelques malades et « qui semble tenir uniquement à l'état mental dans lequel la « chorée les a surpris, il est un autre phénomène qui se « produit à l'instar de tous les mouvements musculaires, « et généralement avec eux, par intervalles plus ou moins « rapprochés et réguliers; c'est une tendance irrésistible à « répéter toujours le même mot, la même exclamation. Il « n'en est pas de même dans la chorée vulgaire, car lorsque « les muscles de la langue et du larynx se trouvent affectés, « ce qui est rare, il n'en résulte jamais que de la dysphasie, « des sons aigus, le bredouillement ou même l'impossibilité « de parler. »

La définition névrose se justifie encore par d'autres arguments; premièrement le bégaiement est sujet à des intermittences; en second lieu, les médications excitatrices, comme l'hydrothérapie et la gymnastique, lui rendent d'excellents services. La dentition, un trouble moral peuvent l'amener. Le plus souvent la tension nécessaire des muscles formateurs de sons n'est pas obtenue, ou se trouve exagérée; la respiration n'a pas la régularité voulue ; il y a des incidents toniques et cloniques.

D'après Merckel, les conditions *sine qua non* de l'articulation sont :

1° Une pression d'air suffisante dans les poumons et dans le tube aérien ;

2° Subordination des consonnes aux voyelles;

3° Obligation d'observer un certain rythme.

Beaucoup de bègues ont une conformation régulière des organes phonateurs, des lèvres, de la bouche, du larynx, mais laissent à désirer du côté de la constitution de la poitrine. Avant tout, ils ne sont pas maîtres de leur respiration. Il faut que le poumon soit comme un magasin d'air, lequel est ensuite poussé et pressé vers le gosier, que l'individu connaisse la manière de faire des appels d'air à l'atmosphère, qu'il ne s'expose pas à être époumonné, qu'il devienne maître de son souffle.

Colombat a passé en revue plus de 600 bègues; à tous, il a reconnu de bons organes phonateurs, Wineke a poursuivi les mêmes recherches, avec des résultats identiques; mais il a conclu à un vice de constitution et il a proclamé, non sans soulever des protestations unanimes, que tous les bègues étaient des scrofuleux. On lui a opposé des gaillards, bâtis comme des Hercules, et bégayant depuis leur enfance.

Il est reconnu que le bègue ne s'entend pas à donner le pas aux voyelles sur les consonnes. Il appuie plus que de raison sur celles-ci. D'ordinaire il dispose sa bouche comme quelqu'un qui sait parler; mais au lieu de placer la consonne de suite, après la voyelle, il presse les lèvres, il contracte l langue, il serre les dents, il tend démésurément le voile d palais; il intercepte, de la sorte, le passage de l'air; le muscles de la face, du cou et de la glotte se roidissent à leu tour; dans sa détresse, il grimace, gesticule, rétracte so ventre, jette sa tête en arrière, soulève sa langue, son cœu bat, il devient rouge et bleu, il sue, il est dans une surexci tation extraordinaire; il fait l'effet d'un maniaque. Il lui fau de l'air à tout prix, il recommence donc et réitère ses art culations, jusqu'à ce qu'enfin jaillisse la syllabe tant désiré ou jusqu'à ce que, épuisé, il n'en puisse plus. Sans dout le tableau ne s'applique qu'aux situations extrêmes. Ord nairement le cas n'est pas si désespéré, les interruptions n sont pas si complètes; il y a bien des répétitions fatigantes d lettres et de mots qui déparent le discours, mais au moins offre quelque chose d'intelligible. Ce n'est pas un bel assen blage, mais il y a moyen de s'y reconnaître.

Toutes les personnes atteintes de bégaiement ne le so pas au même degré; il en est chez lesquelles l'affection e peu sensible; il y en a de même chez lesquelles ce défa devient presque un charme, et on cite, comme exempl Camille Desmoulins.

Le bégaiement a des formes, des nuances, des caractèr qui le font varier à l'infini, il n'a rien de régulier dans s marche, son intensité est très-variable, depuis la simp hésitation de la parole jusqu'aux difficultés insurmontable Il est impossible de déterminer le caractère de tous les accè Le même individu, aujourd'hui capable d'une convers tion suivie, se heurtera demain à toute minute. La pe plexité, la fatigue, les contrariétés, absentes ou présente décideront de la tournure des phrases. Wineke, qui était lu même bègue, n'était pas capable de lâcher quatre mots correctement quand il avait prolongé sa veille. D'après lui, ce serait à tort que le chant passerait pour sortir sûrement le bègue de ses embarras. Il affirme que, quant à lui, il en puise bien quelques soulagements, mais qu'il s'en faut de beaucoup qu'il réussisse à tout dire en chantant. Schnaltz veut que le chuchottement soit une panacée comme le chant. Hunt croit pouvoir assurer qu'un bègue qu'on met en demeure de se produire n'en est jamais capable.

Un médecin a cité le fait d'un enfant de 12 ans, très-bègue lorsqu'il parlait en présence de personnes qui le regardaient, et dont la prononciation devenait naturelle dès qu'il savait ne pas être vu : quand il parlait, par exemple, dans l'obscurité.

La crainte et la timidité ont des effets contraires. L'idée qu'on pourrait bégayer fait bégayer. Avec des parents, des amis complaisants, qui vous soufflent au besoin, on va droit son chemin (Wyneke).

Les saisons et surtout les agents météorologiques ont une influence certaine sur le bégaiement. Les grands froids les fortes chaleurs, un milieu ambiant altéré dans sa composition chimique, ne valent rien. Un temps chargé d'humidité est moins nuisible, dit-on.

Suivant que les conjonctures sont ou ne sont pas favorables, le bègue s'arrange de tous les mots ou les juge tous hérissés de difficultés (Wyneke).

Le Dr Colombat a divisé le bégaiement en deux classes.

La première lui ayant paru avoir une grande analogie avec la danse de Saint-Guy, a reçu le nom de labio-choréique. Elle consiste dans une espèce de chorée des lèvres et dans la succession plus ou moins rapide des mouvements convulsifs exécutés par la langue, la mâchoire inférieure, e Ce genre donne naissance aux répétitions désagréables *b*, *b*, *b*; *t*, *t*, *t*, *t*; *q*, *q*, *q*, *q*; *m*, *m*, *m*, *m*.

La seconde classe, appelée gutturo-tétanique, est carac risée par une sorte de raideur tétanique de tous les muscl de l'aspiration, principalement de ceux du pharynx et larynx. Ce genre, qui se fait surtout remarquer sur les lett gutturales, *l*, *g*, *k*, *q*, et sur les sons vocaux *a*, *â*, *e*, *é*, *è*, *i*, *u*, *ou*, *an*, *on*, *in*, est toujours accompagné d'efforts pénib et se distingue surtout par quelques intervalles de silen par l'immobilité de la langue, par le resserrement de la glo et une sorte de suffocation momentanée, occasionnée par constriction des muscles du langage et le rapprocheme des lèvres de la glotte.

Ce qui distingue surtout le bégaiement gutturo-tétaniq de l'autre, c'est que les personnes affectées du labio-ch réique sont ordinairement vives, nerveuses, parlant très-v sans paraître faire aucun effort pour articuler, quoiqu'ell soient arrêtées par les répétitions *b*, *b*, *b*, *t*, *t*, *t*, *etc.*; tan que, au contraire, dans l'espèce gutturo-tétanique, les bègu parlent lentement, sans pouvoir s'exprimer pour cela, m en faisant toujours des efforts plus ou moins grands po articuler les syllabes rebelles.

En pratique, il n'est pas facile de se servir de ces distin tions.

Le bégaiement est plus sensible le matin que le soir, augmente après les excès et les efforts excessifs. Un peu spiritueux l'atténuent, beaucoup l'empirent, et peuve même en gratifier ceux qui ne l'avaient point. Les indisp sitions, les malaises l'aggravent en général. Toutefois u maladie irritante, une blessure, une hémorrhagie sont pa venues à le diminuer, momentanément. Wyneke eut à soigner un bègue pour un flux d'oreilles. Tout le temps que dura l'écoulement, l'infirmité fut suspendue, mais elle reparut dès que le canal auditif fut à sec.

Tout ce qui diminue les forces est au détriment, tout ce qui les augmente est à l'avantage du bègue.

La fréquence de la maladie ressort clairement d'un remarquable travail qui a été lu par un membre de la Société littéraire de Lyon, M. Chervin, devant les Sociétés savantes, réunies à Paris, au mois d'avril 1865.

D'après ce document, on compterait 1 bègue sur 1,000 Français. 6,773 conscrits ont été réformés de 1852 à 1862 pour cause de bégaiement. Chose curieuse, c'est la Gironde, la terre classique des grands orateurs et aussi des forts parleurs qui fournit le plus de bègues.

Avec des calculs approximatifs et des renseignements puisés à différentes sources, Colombat a composé une statistique de laquelle il ressort que 12 millions d'hommes donnent 4,800 bègues, autrement dit, 1 bègue sur 2,500 ; 11 millions de femmes, 530 bègues, ou une sur 20,000. Le nombre d'enfants bègues, à raison de 10 millions d'individus, serait de 764, c'est-à-dire une proportion de 1 sur 13,089. Les 35 millions de Français de tout sexe et de tout âge, si on adopte la proportion de 1 sur 5,397, fourniraient 6,114 bègues.

L'Allemagne, assure-t-on, dépasse ce chiffre.

Les femmes sont plus rarement atteintes de bégaiement que les hommes; il semble qu'il devrait en être autrement en raison de la prédominance du système nerveux. J.-J. Rousseau donne de ce fait l'explication que voici : « Les femmes, dit-il, ont la langue flexible, parlent plus agréablement que les hommes, parce que la parole est pour elles l'instrument le plus utile et le plus indispensable à leur bonheur; et la nature par une juste compensation des maux qu'elle leur impose, n'a pas voulu les priver de l'arme la plus puissante dont elles puissent faire usage. »

Le professeur Kussmaul pense que si les femmes sont moins exposées au bégaiement, cela tient à toute leur organisation, à la souplesse et à la légèreté de leurs mouvements, à la finesse de leur tact, aux grâces qui leur sont naturelles et qui les rendent aptes, plutôt que l'homme, à fréquenter le monde et à cultiver la conversation.

Le bégaiement est, à ce qu'il paraît, inconnu en Chine. Les habitants du Céleste-Empire ont jusqu'à 13 manières de prononcer la même syllabe; ils y arrivent par des accentuations, des inflexions, des aspirations, et d'autres modulations qui rompent leur organe à toutes les difficultés de la prononciation et pourtant les R leur restent à annexer.

Un Français né en Cochinchine d'une mère indigène bégayait très-fort lorsqu'il parlait français et pas du tout lorsqu'il employait sa langue natale. Le bégaiement est le lot malheureux de certaines familles, soit qu'il y entre par hérédité, soit qu'une fausse éducation et de mauvais exemples l'y introduisent ou l'y propagent. L'hérédité n'est pas toujours directe. Plus de la moitié des bègues que le Dr Violette a eu à traiter lui ont signalé une pareille affection dans leurs ascendants, leur père ou leur grand-père.

L'une des causes les plus fréquentes du bégaiement est cette loi de solidarité physiologique qui entraîne, comme malgré eux, les individus à exécuter des actes qu'ils ont vu exécuter. C'est à l'imitation, cela ne fait pas le moindre doute, que doit être rapporté l'accent particulier à certaines provinces. Mais les adolescents sont particulièrement portés à copier leurs camarades. Il y a des collégiens qui se sont rendus bègues pour avoir le droit de mal réciter des leçons qu'ils étaient trop paresseux pour apprendre. Le professeur Désormeaux a consigné un exemple de bégaiement acquis par l'imitation. Un homme fort distingué dans les lettres, vivant dans sa jeunesse avec un de ses condisciples très-bègue, s'était d'abord fait un jeu de parler comme son ami; insensiblement il arriva à sa hauteur, et dans la suite, ce ne fut qu'au prix des plus grands efforts qu'il parvint à se démettre de cette vicieuse habitude.

Mais il n'y a pas seulement le danger de contracter une détestable habitude, il y a aussi le risque d'être exposé aux risées du public, de gagner un caractère morose et hypochondriaque. Car ceux-là sont rares qui cherchent des compensations dans la folie et les dissipations.

Nous avons déjà indiqué quelques causes : énumérons encore les insomnies, les contentions d'esprit, les abus de tabac, les entozoaires, les excès vénériens. Toutes ces influences sont aggravantes pour un bégaiement dejà existant.

Le bégaiement n'existe pas dans la première enfance, car on ne peut pas regarder comme tel le balbutiement qui accompagne la formation primitive du langage. L'infirmité ne devient apparente que vers la fin de la cinquième année, et c'est à l'époque de la puberté qu'elle acquiert sa plus grande intensité; elle se maintient stationnaire pendant l'âge adulte et diminue ensuite graduellement pour disparaître chez le vieillard quand l'irradiation cérébrale se met à baisser.

Le tempérament nerveux prédispose au bégaiement, cependant les bilieux et les lymphatiques n'y échappent pas tous. Tout le monde sait que les accès de joie et de colère altèrent la voix. Les bègues sont soumis aux mêmes changements. N'a-t-on pas vu, sous l'influence d'une vive impression morale, des muets recouvrer leur moyen de communication. La médecine a mieux que l'histoire du fils de Crésus, Esquirol raconte ce qui est advenu à un pauvre diable, muet depuis longtemps, qui étant tous les jours maltraité par sa femme, se prit d'une colère si violente, que son mutisme cessa tout à coup et qu'il rendit à la mégère injures pour injures. Mais la raison étiologique la mieux attestée du bégaiement, c'est l'influence des grandes émotions.

Le professeur Kussmaul relate l'observation suivante.

Un jeune homme affligé du plus épouvantable bégaiement, autrefois robuste et bien portant, s'était acquis la réputation d'un nageur consommé, pour avoir sauvé la vie à plusieurs personnes qui étaient en train de se noyer. Le dernier qu'il tenta de délivrer l'entraîna au fond du lac de Zurich. Ce n'est qu'à grand'peine et au milieu d'angoisses mortelles qu'il parvint à remonter avec sa terrible charge. A partir de ce jour il était bègue. Une cure à laquelle il se soumit dans un établissement spécial ne lui servit à rien. Voilà plusieurs années que cet état dure. Le malheureux est extrêmement pâle, sa langue tremble en s'avançant. Il n'y a pas d'autres signes de maladie.

Exposer toutes les théories qui se sont produites à propos du bégaiement nous conduirait trop loin ; nous ne signalerons que les principales et les plus originales.

Schulthess compare le bégaiement à la photophobie et à l'hydrophobie, et l'appelle en conséquence phonophobie ou lalophobie. Il en admettait la nature centrale en opposition avec Malebranche et autres, qui ne voulant y reconnaître qu'une lésion des muscles de la langue, en déduisaient une thérapeutique exclusivement locale.

Colombat se figure le bégaiement comme une affection

essentiellement nerveuse, ayant pour unique cause un manque d'harmonie entre l'influx nerveux partant du cerveau et la mobililé possible des organes de la parole, irradiation cérébrale se mouvant avec tant de rapidité que les muscles de l'articulation, comme suffoqués par la cause irritante, tombent dans l'état tétanique et convulsif : état de faiblesse momentanée, ne permettant pas à ces muscles, dont la mobilité a été dépassée par l'excès d'innervation, d'exécuter régulièrement les ordres trop rapides qu'ils reçoivent du cerveau.

Rullier dit avec plus de simplicité qu'il y a désaccord entre l'idée conçue et la parole extériorée.

Lée fait ce raisonnement. Il y a intermittence, donc il y a névrose. Charles Bell parle d'un défaut de coordination des diverses actions qui doivent se combiner pour arriver à la production des sons articulés et d'une impossibilité d'établir les rapports nécessaires entre le mécanisme de la glotte et l'action du pharynx.

Du Soit est persuadé qu'il s'agit, dans l'espèce, d'un spasme tantôt clonique, tantôt tonique, mais portant exclusivement sur les organes de la respiration.

Lichtinger interprétait le bégaiement comme une prédominance du système excito-moteur sur le système cérébral, comme un phénomène réflexe.

Romberg invoque un spasme vocal sans s'expliquer davantage.

Bénéditi penche pour une névrose de coordination.

Rosenthal est d'avis qu'il préexiste une faiblesse des appareils de la phonation et de la respiration, qui dès la première enfance ont été exposés à des ébranlements psychiques, dont ils ne se relèvent plus, et qui, plus tard, par l'effet seul de la volonté, sont incités à des mouvements désordonnés.

Coen soutient qu'il ne s'agit absolument que d'un air mal exprimé par des poumons mal innervés.

D'après Wyneke c'est un défaut d'assurance qui paralyse l'action de la volonté sur les muscles phonateurs.

P. Frank déclare que le bégaiement n'est qu'une peur localisée.

Il ne devrait jamais arriver qu'on confonde le bégaiement et le balbutiement. Le bègue a ses spasmes, ses angoisses, son horreur des exhibitions publiques, les difficultés synergiques; le balbutiant a ses fréquentes anomalies et difformités, et paralysies des lèvres, de la langue, des mâchoires, etc. Entre le bégaiement et l'achoppement (Silbenstolpern) le contraste est saillant. Tous les deux, il est vrai, tiennent de l'incoordination, mais dans l'un ce sont les phénomènes paralytiques et dans l'autre les phénomènes spasmodiques qui ont le dessus. Le bègue hésite, se répète, il sent son larynx se boucher; chez le trébucheur, rien de tout cela, mais par contre des omissions, des renversements, des intrications de mots et de syllabes.

Du reste il ne faut pas oublier que bégaiement, balbutiement, achoppement peuvent marcher deux à deux et que rien n'empêche leur coexistence. Coen et d'autres ont décrit des cas de simulation du bégaiement. Le service du recrutement a fait voir tous ces cas.

Le *pronostic* est guidé par des considérations d'étiologie, d'âge, de tempérament, de formes, de degrés, de durée de la maladie.

Des dispositions héréditaires, une faiblesse congénitale du système phonateur, une irritabilité prononcée du système nerveux central, la fréquence des convulsions dans le jeune âge et notamment des lèvres glottiques, la violence, l'ancienneté, la chronicité des accès, l'âge avancé constituer des conditions fâcheuses.

Les degrés légers disparaissent, quelquefois spontanémen vers les années de la maturité. Hencke a découvert u bégaiement qui était le résultat d'une mauvaise alimentatio et qui ne céda qu'à une année de bonne nourriture. Au dir de Rosenthal, les jeunes gens très-désireux de s'assurer de moyens d'existence sont plus faciles à soigner que les impu bères qui n'ont pas encore de préoccupation d'avenir.

Tous les auteurs sont d'accord sur la fréquence des réci dives.

Est-il vrai que le bégaiement qui sévit dans toute sa vio lence est capable d'engendrer des troubles de la circulatio tels que des maladies du cœur, des anévrysmes de l'aorte e des carotides et que des lésions pulmonaires dangereuse en auraient été la fin?

Le *traitement* est tout d'abord prophylactique. Nous connaissons les racines du mal qui sont: la débilité générale, la faiblesse des organes respiratoires, le manque de volonté et de confiance personnelle, les rapides changements d'humeur, l'instabilité des idées. On se souviendra du précepte des anciens: *Mens sana, in corpora sano*. Par censéquent: bonne alimentation, gymnastique, lotions froides, bains de rivière, grand air, exercices respiratoires, surveillance minutieuse de la phonation et de la prononciation, électricité même. Bien entendu que les indications causales seront observées et qu'on neutralisera, si faire se peut, les influences morbides, partant de l'appareil digestif, cérébral, spinal, lingual, etc. Le bègue doit avoir pour principal objectif de penser et de parler librement.

Le traitement proprement dit se propose un double but:

1° Donner de la force et de la souplesse à tous les organes sans distinction.

2° Enseigner les méthodes didactiques de la prononciation.

C'est une éducation à la fois physique et intellectuelle.

La puissance du régime, les bienfaits de la gymnastique, les avantages des lotions froides, quotidiennes, ne trouvent pas de contradicteurs. La santé, la résistance vitale en sont doublées. M. Esquiros a calculé que les stimulants corporels, employés dans toutes les écoles publiques de l'Angleterre, équivalaient pour le travail à un accroissement du cinquième de la population.

Le traitement didactique vise à la coordination de ces trois fonctions : respiration, phonation, articulation. Le travail agit sur la voix parlée comme la vocalisation sur la voix chantée, cela s'appelle en termes du métier se faire la voix (Legouvé). Colombat, Pierre d'Alais, Coronac et leurs successeurs ont rendu et rendent encore les plus grands services. D'après eux, ce que le bègue a de mieux à faire, c'est de se mettre entre les mains d'un professeur entendu, consciencieux, qui possède sa confiance, qui soutiendra son moral et qui garnira son cerveau de logique.

Wyneke attache une grande importance à ce que tout traitement soit précédé d'une période de mutisme absolu. L'élève doit apprendre tout d'abord comment on charge d'air ses poumons, comment on retient cet air, comment on règle son issue. Le maître doit lui dessiner le mot avec la bouche, il faut qu'il lise au lieu d'entendre, il faut qu'il le regarde parler. Ce sont des temps à observer. Le jour où il s'y est fait commencent une série d'exercices destinés à assouplir la voix et à affermir l'intonation. Il s'attachera à prononcer dans toute sa pureté chaque voyelle, la première, la lettre *a* comme

la plus sonore et la plus commode au gosier; il tâchera d
bien porter le son aussi haut et aussi longtemps que possible
Il y dépensera toute une inspiration; il n'aura pas de cess
avant de s'être assuré que toutes les voyelles lui obéissent
C'est la vraie préparation; c'est le système orthophonique
Le troisième travail consiste à accoupler les voyelles et le.
consonnes, d'abord les voyelles en tête des consonnes, pui
les consonnes en avant des voyelles, puis plusieurs consonne
isolées à plusieurs voyelles, etc., etc.

C'est ainsi que répétant sans cesse, se surveillant toujour
et s'écoutant respirer, l'élève parviendra à prononcer de
mots mono, bi, trisyllabiques, des phrases, des périodes, de
tirades. Il prononcera tout un passage comme si c'était un
mot multi-syllabique. Après quoi, il passera à la lecture de
pièces de poésie et de prose et finalement à la narration et à
l'exposition verbale.

Entre six et douze semaines commencent les exercices rythmiques. Par leur intermédiaire s'établit l'habitude de donner à toutes les syllabes la même longueur, d'observer la mesure, de respirer à tous les endroits où sont placés des signes indicateurs, Ces signes sont empruntés à l'art du chant.

Quelques semaines encore et l'élève est mis en communication avec le public, on l'envoie faire des commissions, des commandes dans les magasins, etc.

L'amélioration ne se manifeste que petit à petit, elle exige quelquefois de longs mois, les récidives sont fréquentes, c'est toujours à recommencer. On recommande aux convalescents de se taire quand ils sont émotionnés, on veut que même dans ces cas toutes les paroles soient bien pesées, bien cadencées. Le chanteur Martin, par amour pour sa belle voix, ne se mettait jamais en colère, Quel hygiéniste raffiné!

Colombat nous raconte une plaisante histoire qui démontre l'influence du rythme.

Un jeune homme qui était chargé d'adapter à une pièce de vin un robinet trop étroit vit le liquide s'échapper à flots, et sortit précipitamment pour appeler à l'aide. Mais il était bègue. Dans son trouble il ne put expliquer l'accident à son père. Celui-ci voyant ses efforts infructueux, lui dit : *Puisque tu ne peux pas parler, eh bien ! chante !* Alors le garçon entama, en patois, un air de complainte : *Papa, le tonneau coule !*

Comme les méthodes didactiques exigent des labeurs et des retards, on a pensé qu'on irait plus vite en besogne par de simples moyens mécaniques. On a prôné un moyen renouvelé des Grecs ; mais au lieu de placer des cailloux sur la langue comme Démosthène, on a été plus moderne, et on s'est servi de boules de caoutchouc.

M. Itard est l'inventeur d'une petite fourche métallique placée de manière à recevoir le frein dans sa bifurcation et destinée à obvier à la susceptibilité spasmodique des organes. C'est aussi lui qui a conseillé de confier l'enfant bègue à une gouvernante étrangère, laquelle ne parlant que la langue de son pays, oblige son élève de renoncer à celle dont il avait fait un trop brusque apprentissage et de s'en assimiler lentement une nouvelle. Colombat est partisan d'une seconde langue, et Wutzer est le père du glossonachor destiné à empêcher la langue de s'enfoncer derrière la mâchoire inférieure. Un charlatan du nom de Schirmann vendit son secret, qui consistait en une rondelle de bois, vingt-cinq mille francs. Je ne sais plus qui a soutenu qu'un pain à cacheter, collé au haut du palais, produirait le même effet. Toutes ces expérimentations sont entachées du même inconvénient. Elles désapprennent au malade à déployer sa volonté dans toute son énergie à s'armer de courage et de persistance.

Mais on est allé plus loin encore. En 1841, le célèbre Dieffenbach songea à faire intervenir la chirurgie dans la cure du bégaiement. Il donna le signal d'une véritable croisade contre les génio-glosses, il excisa même une pièce triangulaire de la racine de la langue dans toute sa largeur et dans toute son épaisseur. Il trouva beaucoup d'imitateurs jusqu'à ce que des insuccès notoires et même des catastrophes furent divulgués. On s'était flatté de succès instantanés. Or, il est avéré aujourd'hui que l'amélioration durait tout juste autant que les muscles de la langue étaient en quelque sorte tenus en respect par la douleur. Les opérations sanglantes ont perdu leur vogue. M. le professeur Richet veut qu'on les raye des livres de médecine opératoire, et le physiologiste Bérard avait coutume dans ses cours de les juger sous une forme humoristique, en disant que, à confiance égale, une incision à l'anus aurait fait tout autant.

Dupuytren n'a-t-il pas guéri, *illico*, un jeune avocat qui était venu le consulter, à l'aide d'un ton chantant analogue au récitatif des opéras et soumis à une mesure battue d'abord, puis marquée par un léger mouvement du pied?

Serres n'a-t-il pas été aussi heureux en faisant coïncider l'émission des syllabes avec un mouvement du bras ; Graves en conseillant le choc d'une main sur l'autre et Trousseau en commandant des sauts alternatifs sur l'une et l'autre jambe?

Ainsi il est possible, séance tenante, de faire débiter à un bègue, qui littéralement n'est pas capable d'articuler un seul mot, de longues séries de phrases. Mais la difficulté n'est que tournée et il n'y a pas de guérison.

Après tout le bégaiement n'est pas un mal qui tue, c'est un désagrément, une infirmité ; mais il ne doit jamais être la cause d'entreprises risquées.

Sous le nom d'*aphthongie ou d'aphasie réflexe*, Fleury a décrit des spasmes qui concernent la sphère de l'hypoglo se et qui se déclarent toutes les fois que le malade essaye d'ouvrir la bouche. Le parler devient donc entièrement impossible. Cet état rappelle la crampe des écrivains. On n'a rassemblé jusqu'ici que très-peu d'observations. Selon toute apparence, l'irritation spasmodique part du cerveau. Deux fois la maladie fut la suite d'une grande émotion, une troisième fois elle parut accompagnée de symptômes cérébraux graves, après une opération exécutée dans la profondeur de la bouche. Il ne faut pas confondre l'aphthongie, dans laquelle les contractions des hypoglosses, réveillées par l'intention seule de parler, annihilent la parole, avec les spasmes de la langue provenant d'autres névroses, par exemple d'une chorée.

Observation de Panthel (d'Ems). — Un petit paysan de 12 ans avait été frappé de la mort subite de son père. Le jour de l'enterrement il fut pris d'une syncope qui se prolongea pendant un quart d'heure. Il paraissait tout à fait sain de corps et d'esprit, mais trois jours durant il fut muet, quoique la langue et les lèvres eussent leurs mouvements libres, et qu'il avalât bien. Essayait-il de parler, la langue, la bouche et la mâchoire ne bougeaient plus ; mais les muscles desservis par l'hypoglosse sternothyroïdien, hyo-thyroïdien et sterno-hyoïdien, entraient ostensiblement et violemment en vibration. Quand le malade ne parlait plus, les convulsions s'arrêtaient. Quinze jours après que le garçon se fut remis, nouvelle frayeur, et rechute de deux jours ; quelques semaines plus tard, mêmes manifestations, mais qui cette fois se bornèrent à quelques heures et qui étaient encore le résultat d'une émotion.

(1) Zeutsche Klinik, 1855, n° 40.

Une autre observation est citée par notre maître M. le professeur Vallin. Un enfant atteint d'une angine chronique, et qui fut effrayé, chaque tentative de parler amenait des crampes linguales qui coupaient net la parole (1).

Le cas de Fleury a rapport à un homme qui après une tonsillotomie ressentit des troubles notables de la sensibilité, tels que abolition du goût, aphonie, congestions cérébrales et attaques épileptiformes. Autant de fois qu'il voulait prendre la parole, la langue se fixait au palais. L'intelligence était intacte. Le malade écrivait et calculait. (Fleury.)

DU BALBUTIEMENT ET DES LALLATIONS.

On a formé une catégorie à part de tous les vices de prononciation qui consistent dans une sorte d'hésitation. Celui qui balbutie laisse tomber ses paroles du bout des lèvres ; il dit souvent *ba*, *bo*, *bu*; le verbe dérive même de là. C'est le parler des enfants qui n'ont pas encore acquis le développement des organes, et des vieillards qui sont arrivés à leur déclin. Il peut avoir exceptionnellement pour cause une frayeur, une vive émotion ou simplement l'ivresse; il peut être aussi symptomatique d'une maladie et alors il dépend, généralement d'une impuissance du système central de commander aux agents phonateurs. Dans ses degrés supérieurs, lorsqu'il n'a plus à son service que des *la*, *la*, *la* confus, il devient lallatie ou lallation. Les parents qui ont la faiblesse d'admirer et de redemander ces productions informes, commettent une grande faute. Le bavardage du marmot peut ridiculiser le jeune homme. La première condition de ceux qui ont

(1) *Gaz. hebd.*, 1865 nº 17.

mission de cultiver la voix de l'enfant c'est de veiller à l bonne articulation. L'enfant est imitateur avant tout et l bon exemple est le premier principe de son éducation. O arrive avec plus ou moins de facilité à produire exactemer es sons représentés par les cinq voyelles et leurs combi naisons; mais beaucoup de personnes ne peuvent articule les dix-huit consonnes de notre alphabet. Cet acte, comm nous l'avons déjà vu, est très-compliqué : il demande le con cours du larynx, de l'arrière-gorge, de la langue, des dents des joues et des lèvres.

On a appellé alalie la suppression complète de l'articula tion, mogilalie son impuissance partielle et paralalie sa per version. La prononciation d'une syllabe, ou si l'on aim mieux la combinaison parlée d'une consonne avec une voyelle exigent des mouvements complexes que, malgré une bonn conformation organique, certaines personnes ne peuven exécuter.

Des individus les mieux doués ne sont pas en état de fa çonner des sons et des lettres qui leur étaient inconnus jus qu'alors. Tous les alphabets ne se ressemblent pas. Les lan gues indiennes renferment jusqu'à 48 consonnes. Le Anglais n'en ont pas plus de vingt, les Grecs s'arrêtent à dix-sept, les Polynésiens à dix et quelques tribus australien nes à huit. La puissante confédération de l'Amérique du Nord dite la libre nation (Mohawks, Penekas, Hurons, etc.), qu tous parlent iroquois, ne font pas usage des labiales, *b*, *p*, *f* *v*, *w*, *n*. Les mots papa et maman qui figurent dans presque toutes les langues n'ont pas droit de domicile dans la leur Quand on voulut montrer aux Mohawks comment on pro nonçait les mots qui commençaient avec des *b* et des *p*, ils dé clarèrent que jamais on ne leur ferait accroire que pour parler il fallait commencer par fermer la bouche.

Les habitants de l'archipel des Iles de la Société ne connaissaient le capitaine Cook que sous le nom de Toute.

On a rencontré des peuplades sans gutturales. Les Suisses et les Arabes en regorgent. Les Chinois, les Mexicains, les Péruviens se privent du *d*. Quand les Mexicains, lors de la découverte du Brésil eurent remarqué que les indigènes n'usaient ni du *f*, ni du *l*, ni du *r*, ils avertirent leur souverain qu'ils lui avaient conquis un peuple sans foi, ni loi, ni roi. Jamais Chinois ne se servira du *r*. Dans sa bouche croix sonnera comme *Cou-lou-sou*, Christus comme *Chi-li-tou-sou*; *Spiritus* comme *Pou-pi-lou-tou-sou*. Amérique comme *Fa-me-li-ka*.

Les Allemands affectionnent leur guttural *ch* et *sch*; les Anglais leur *th* et leur double *w*; les Russes leur *tsch* et même leur *schtsch*. Chez les Hottentots on trouve mieux encore. En faisant claquer leur langue contre le palais, ils ont inventé un *klick*, *klick* qu'ils accolent à des *k*, à des *g*, à des *ch*, et qui, lors qu'ils sont réunis une demi-douzaine, imite à s'y méprendre le caquetage des oies, à en croire des rapports de voyage certifiés par des linguistes.

On ne s'en tiendra pas là. Les philologues ont démontré depuis longtemps que le travail de la formation des dialectes est continu, qu'une langue se métamorphose tous les jours, que c'est l'œuvre collective de millions d'ouvriers. Une infinité de faits mènent à cette conclusion, qu'il existe chez tous les hommes une tendance prononcée à se défaire de toute les parties des mots qui peuvent être élagués sans que le sens y perde trop, et à arranger le reste, de la façon la plus commode à celui qui parle, la plus conforme à ses habitudes et à ses préférences. Les abréviations n'ont pas d'autre o gine, et il n'est pas besoin d'une autre interprétation pc comprendre les contractions, les agglutinations, etc. Bi des changements phonétiques sont des suppressions d'é ments alphabétiques qui déplaisent au gosier ou qui s chargent le travail mental. Voltaire a dit : « Je n'aime pas Haspirés, ils ne sont pas euphoniques et ils font mal à poitrine. »

Les travaux des philologues ont eu un grand intérêt pc les pathologistes, en leur montrant que, à l'imitation c populations que nous venons de citer, les malades lorsqu se sentent impuissants ou empêchés de s'emparer d'une lett d'un son, d'une syllabe, d'un mot, cherchent à tourner la d ficulté et en fabriquent de nouveaux, ou en substituent d'aut qui leur viennent plus facilement sur les lèvres.

Bien des gens, par exemple, ne peuvent articuler le C'est, en effet, une consonne difficile à prononcer, celle c arrête le plus les enfants. Pour l'obtenir, il faut porter langue vers le palais et la faire vibrer au moyen d'un cour d'air pressé d'arrière en avant. Une multitude d'enfants, même des hommes faits ne savent pas exécuter ce trémo parce qu'ils abaissent trop la langue derrière l'arcade de taire inférieure. Sous le Directoire, la jeunesse royaliste une mode et un signe de reconnaissance de cette omissi du *r*. C'était le temps des inc-oyables, et des gens à par d'honneu-, des int-igants et des hommes à aventu-e ; c s'appelait *grasseyer*, parler gras (rhotacisme).

Le *r* peut être articulé de plusieurs manières ; à la faç des cochers quand ils veulent arrêter leurs chevaux, *brr* avec un effet lingual ou un effet guttural. Il est sujet à nom de défectuosités que nous allons inspecter.

Substitution de *r* par une autre consonne (pararhotacisme) :

1° Par un *l* ; *gland* et *blas* au lieu de *grand* et *bràs.*

2° Par un *w* ; *bwun* et *gwain* au lieu de *brun* et *grain.*

3° Par un *g* ou *ng* ; *gagnement* et *figango* au lieu de *rarement* et *figaro.*

4° Par un *son, ds* ou *z* ; *zrefus, zrire* au lieu de *refus* et *rire.*

5° Par un *gue* ; *fguanchise, guageté* au lieu de *franchise* et *rareté.*

Le grasseyement qui s'est installé aux jours de l'enfance n'est pas commode à déloger. Il faut y dépenser une rude application, avant que les bouffées d'air, nécessaires au frémissement de la langue, arrivent à leur destination. — On ne se fait pas la bouche aussi vite que cette dame anglaise que Dickens a représentée, obligeant toute la journée ses filles de répéter les mots *prune, poire, prisme* et leur interdisant les mots *papa* et *maman* afin de donner et de conserver à la bouche une exiguité agréable. Talma avait imaginé, pour rectifier le parler gras, qui pouvait ruiner toute la carrière d'un comédien, de substituer à l'*r* le *t* et le *d*, comme par exemple *traité.* On écrit *t-daité* en effaçant de sa pensée l'idée de la lettre *r* ; on s'exerce à articuler plusieurs fois de suite et séparément le *t* et le *d*, de cette façon, *-t, d-aité.* Petit à petit un *e* muet est ajouté après la lettre *t* et forme ainsi *te-dai-té.* On s'applique alors à prononcer le mot de plus en plus rapidement, jusqu'à ce que dans la vitesse de l'articulation l'*e* disparaisse et produise ainsi le mot *tdaité.* On poursuivra la prononciation du mot avec la plus grande promptitude, en unissant intimement le son du *t* avec celui du *d* et en donnant plus de force à l'expulsion de la première lettre. Par ce moyen l'élève donne déjà à l'auditeur, sans s'en apercevoir lui-même, l'idée de la lettre *r*. Après ce mot on pass d'autres dans lesquels la consonne *r* se trouve placée d toutes les positions possibles et toujours on met *td* à la pl de *r*.

Nous sommes entré dans tous ces détails pour mont combien aura d'exercices à travailler celui qui aspire à c quérir une lettre que la nature lui a refusée.

Si le pararhotacisme partait d'un filet trop court, le chir gien en aurait facilement raison, et il paraît bien difficile croire qu'il ait fallu aller jusqu'à la myotomie.

Au surplus, on peut se passer du son *r*; la preuve, c que tous les gens du pays de Darmstadt sont réputés d l'Allemagne du Sud pour user de cette particularité. Tout l' *ils i-ont se p-omene- au pa-c aux ce-fs*; tout l'été ils iront promener au parc aux cerfs.

Il est présumable que chez tous ces Hessois cela tien ce qu'ils se copient de père en fils et non pas à ce qu ont le frein trop court.

Balbutier les *l* c'est pratiquer le *lambdacisme*; les Japon ont cette habitude, ils disent *Hovrande* pour *Hollande*.

Les infractions commises dans la prononciation des des *sch* ont aussi leur appellation spéciale. Ils sont insc comme *sigmatisme* ou *pasarigmatisme*; en France *sessayen* ou plutôt zézaiement, parce que ce sont des *z* qui usurp la place des *j* et des *g* dans *zardiner*, *manzer*, *zouer*, au lieu *jardiner*, *manger*, *jouer*; ou bien c'est un *s* dur au lieu de comme *sarmant*, *serser*, au lieu de *charmant*, *chercher*. La fleur des muscadins grasseyait et zezeyait concurremme *pa-ole d'honneu-panassée*, paroled'honneur panachée, *le zeu acteu-s*, le jeu des acteurs; *un visaze anzélique*, un vis angélique, *z'écoutai avec p-aisi-*, j'écoutais avec plai

Lorsque l'incorrection provient des incisives qui ont éprouvé des brèches, il n'y a pas que des sifflements, il y a aussi des jets de salive qui sont lancés à la figure des interlocuteurs.

Quand on ne ménage pas une séparation suffisante entre les dents et qu'on avance la langue jusque sur la lèvre inférieure on est entraîné au *th* anglais. Quand au lieu de rétrécir la voie d'air, on évase les lèvres en forme d'entonnoir, il y a un *Joschef* ou un *Jofef* à la place d'un Joseph.

Beaucoup d'Allemands ne peuvent pas prononcer notre *j*; ils lui substituent continuellement la muette correspondante; en voici un petit modèle: *Che ne chuche chamais*, pour je ne juge jamais.

La *blésité* est un vice de prononciation qui a pour signe distinctif de substituer une consonne faible ou douce à une consonne forte et réciproquement, comme lorsqu'on prononce *sanson* ou *zanzon*, *jeval* ou *seval* ou *zeval*, pour *chanson*, *cheval*. La blésité est ridicule chez les gens âgés; elle est pleine de grâce chez les enfants et il y a eu des temps où les jeunes femmes s'y sont adonnées. A l'époque de Louis XV il était de bon ton de bléser.

Pour remédier à ces travers, il suffit quelquefois de les renvoyer au dentiste; mais la plupart seront redevables de leur disparition à des exercices patients et persévérants qui plient la langue, les lèvres, les mâchoires à de meilleurs mouvements.

Il y a des êtres qui toute leur vie n'auront pas le bonheur de prononcer les k et les g autrement que comme des *t*, à moins qu'ils ne rencontrent un spécialiste comme le docteur Ammann qui, en deux minutes, guérit un gentilhomme Danois, en lui montrant à abaisser sa langue avec les doigts et à empêcher le rapprochement des dents.

On ne finirait pas avec tous ces vices, si on n'en oubliait pas quelques-uns. Voici encore le docteur Ammann qui nous parle d'un garçon dont la lèvre inférieure pêchait par sa brièveté et dont le menton n'avançait pas assez. Il lui ordonna d'appliquer la lèvre supérieure aux dents d'en bas et incontinent l'*f* qui lui manquait apparut.

Les habitudes vicieuses et invétérées des sujets sont la grande difficulté du traitement. Le maître doit être armé de beaucoup de discernement et d'attention, l'élève de beaucoup de constance, nous l'avons déjà dit, malgré la lenteur des progrès, s'ils veulent des succès positifs. A part les imperfections incorrigibles, inhérentes à la constitution physique, les plus mauvaises dispositions phonétiques, peuvent disparaître chez nos sujets aussi bien qu'elle a disparu à force de travail, de mal et de volonté, chez d'excellents chanteurs, qui avaient commencé par n'avoir pas de voix.

Les considérations dans lesquelles nous venons d'entrer, s'appliquent plus particulièrement aux individus qui ont embrassé une profession vocale et qui, par cela même, ressentent plus vivement les inconvénients attachés aux vices de la parole.

Nous voulons examiner dans ces derniers chapitres, et en détail, les troubles de la parole qui tirent leur origine d'un état défectueux des parties extérieures de l'appareil articulaeur et qu'on appelle pour cette raison

DYSLALIES MÉCANIQUES.

Elles peuvent être congénitales, résultat de maladie ou arriver par accident. Dans les cas même où ils sont très-prononcés, il est ordinaire de voir les enfants qui en sont atteints, mais qui ne sont pas privés d'intelligence, ne se laisser rebuter par rien pour satisfaire leur besoin irrésistible de parler. Ils imiteront tant bien que mal les différents éléments de langage qu'ils trouveront, journellement, à leur portée. Il se pourra que leurs proches seuls comprennent ce langage ébauché. Mais ce qu'il y a de certain, c'est que tous ces petits êtres sont friands de babil et que Ammann ne paraît pas avoir bien observé quand il soutient qu'ils renoncent à la diction dès qu'ils sentent les difficultés. Ils ne se découragent pas pour si peu.

Après cette remarque préliminaire, nous passons aux particularités qui se résumeront en quatre chefs.

A. *Dyslalie laryngée.* — Le larynx sert à la phonation ; c'est là son rôle principal, celui qui prime tous les autres dans la vie de relation ; aussi bien voyons-nous les variations qui ont lieu successivement dans ses dimensions produire la voix aiguë de l'enfance, la mue de la puberté et la baisse de diapason chez le vieillard, comme nous voyons toutes les maladies qui l'atteignent retentir sur ses fonctions, en altérer l'intégrité, en modifier l'intensité, le timbre, etc. « La physiologie nous enseigne que l'ensemble des phénomènes par lesquels un son est émis par la glotte, modifié par les cavités pharyngienne et buccale de manière à représenter une voyelle, et associé à certains bruits qui se produisent dans ces mêmes cavités et forment les consonnes, que cet ensemble constitue la voix articulée, et par la combinaison intelligente des voyelles et des consonnes en syllabes et des syllabes en mots, constitue la parole. » (Mathias Duval.)

Germack a publié à cet égard une observation instructive.

Dans un cas d'occlusion complète du larynx qui nécessite la laryngotomie au-dessus du rétrécissement, la patiente n'était plus à même ni de donner un son ni de chuchotter. Elle acquit néanmoins la faculté de communiquer par des mots aphoniques. Son langage se composait de souffles qu'elle savait tirer habilement d'une petite masse d'air qu'elle retenait dans sa bouche et dans son pharynx et qu'elle dilatait et condensait à volonté. Non-seulement elle engendrait des consonnes, mais encore une sorte de voyelles. Sans doute, elle n'était pas en état d'isoler chaque voyelle, mais à mesure que les mouvements d'articulation s'effectuaient, les consonnes prenaient la couleur de voyelles.

Il est certain que les *Hha* et les *Aïn* qui ne sauraient être rayés de l'alphabet arabe sont essentiellement glottiques. Tout le monde se souvient encore de la périlleuse opération exécutée par Billroth avec un succès complet. Il était en train d'exécuter le grattage du larynx chez un professeur de 36 ans, affecté depuis trois ans d'une affection cancéreuse, lorsqu'il s'aperçut que tout l'organe était envahi par le néoplasme. Le malheureux patient consentit à l'ablation complète, et aujourd'hui il est pourvu d'un larynx artificiel en caoutchouc durci qui lui permet d'émettre une voix assez élevée, quoique monotone et fatigante, pour se faire comprendre d'un bout d'une salle à l'autre.

Les affections de la muqueuse et du tissu sous-muqueux, les catarrhes, les inflammations tant aiguës que chroniques et constitutionnelles, les végétations, les polypes, les maladies de poitrine, etc., changent plus ou moins profondément la voix ; elle s'affaiblit dans toutes les maladies aiguës et chroniques à leur dernière période alors que tous les organes locomoteurs sont frappés de prostration.

Gerhardt rapporte la maladie d'un flutiste qu'il appelle crampe professionnelle.

Cet homme ne pouvait plus jouer de son instrument, sans qu'immédiatement il se produisît dans la gorge un bruit continu d'une certaine intensité. On put constater au laryngoscope qu'à ce moment les cartilages thyroïde et cricoïde se rapprochaient et qu'on sentait nettement dans l'intervalle qui les sépare les vibrations laryngées. Le bras qui tenait la flûte était en même temps le siége de mouvements involontaires. Ces accidents paraissaient avoir été provoqués par un usage immodéré de l'instrument ; ils cédèrent à un traitement par le bromure et au repos.

Nous ne devons pas passer sous silence les paralysies, mais nous nous bornerons aux deux principales :

1° *Paralysie du spinal.* — Elle porte sur les muscles crico-thyroïdiens et se manifeste au laryncoscope par le défaut de tension des cordes vocales, autrement dit par la dilatation persistante de la glotte et l'impossibilité du rapprochement de ses lèvres. Le plus souvent elle atteint les deux muscles à la fois, rarement elle est unilatérale. Elle est ordinairement partielle et constitue alors l'aphonie nerveuse proprement dite. On l'observe dans l'hystérie, l'anémie, la chlorose, comme maladie primitive. Elle peut être symptomatique d'une maladie générale : l'épilepsie, l'intoxication saturnine l'ont quelquefois déterminée.

Nous avons souvent entendu raconter l'histoire d'une anabaptiste qui, assez pauvre de sang, devint enceinte pour la quatrième fois. Aussitôt elle perdit la voix et ne la retrouva qu'à la fin de sa grossesse. Le médecin, la sage-femme, le mari étaient à côté du lit et furent tous mis en sursaut par la patiente qui sentant passer l'enfant, cassa le tympan de sa belle-sœur qui la soutenait, en lui cornant à l'oreille : Dieu soit loué, c'est fini !

Paralysie du récurrent. — Elle porte sur les muscles intrinsèques du larynx, à l'exception du crico-thyroïdien. Parr les causes qui le provoquent, on note surtout la compressi exercée par une tumeur quelconque, dans ce cas la paral sie est ordinairement uni-latérale. Ziemssen a cependant o servé la paralysie bilatérale du récurrent à la suite d'une co pression exercée par un anévrysme de l'aorte, du tronc br chio-céphalique et de la sous-clavière droite. Dans un aut cas la paralysie bilatérale a été notée comme conséquence d'ı cancer de l'œsophage. La diphthérite entraîne ordinaireme des troubles des deux côtés. La paralysie a été vue égal ment dans l'hystérie, à la suite de refroidissements ou apr des efforts exagérés pendant le chant, la déclamation.

B. *Dyslalie nasale et palatine.* — Différents états font croi que le nez est fermé quand il devrait être ouvert et ouvert quar il faudrait qu'il fût fermé. L'articulation s'en ressent, elle e en rhinolalie, et le plus souvent elle l'est, par la faute du p lais; il y a du nasonnement. Cette manifestation morbi peut être attribuée au croup, dans une très-large propo tion.

Qu'elle se soit montrée après une angine violente; qu'e ait paru après une indisposition dans laquelle l'enfant a de la peine à avaler, ou après un malaise insignifiant, sa aucune douleur locale; Trousseau recommande de se livr à un examen attentif de la gorge, des amygdales, de la bo che. Le plus souvent le voile du palais sera trouvé pe dant, immobile ou à peu près immobile. Il y a donc une p ralysie du voile du palais et les sons au lieu de passer tant par la bouche exclusivement, tantôt par la bouche et le n en même temps, passent presque exclusivement par le nez constituent le nasonnement. Les petits malades guérisser la plupart spontanément, en quelques jours, en 2 ou 4 semaines au plus. Si le mal résistait plus longtemps, il cesserait bientôt sous l'influence de quelques attouchements avec une baleine imbibée d'une forte solution de nitrate d'argent ou d'ammoniaque affaibli. Mais la paralysie n'est pas toujours aussi simple. Une petite fille était guérie depuis 2 mois de son angine couenneuse, il ne lui restait que de la faiblesse et une notable pâleur, mais tout à coup la voix devint nasillarde, les liquides pénétrèrent dans le larynx, il y avait abaissement du voile; mais en même temps strabisme, mal de tête, douleurs dans un bras, en un mot, affection cérébrale grave. Le calomel, les vésicatoires, le quinquina, l'eau de Bussang firent lentement justice de tous ces accidents qui disparurent comme ils étaient venus.

Le nasonnement et la paralysie du voile du palais ne sont donc pas dépourvus de valeur diagnostique et pronostique.

Le voile du palais peut être rongé par la syphilis. Ce cas est d'autant plus malheureux que les victimes ont à se le reprocher.

Mais le vice de prononciation le plus hideux est celui qui accompagne les divisions du palais, qu'il vienne de nature, de maladie ou de traumatisme.

On a vu de ces pauvres déshérités se condamner au silence absolu, ou se borner aux mots les plus indispensables pour ne pas faire pitié ou mauvaise sensation.

Dans les fissures congénitales la voix est plutôt gutturale, dans les autres elle est plutt nasale, suffocante et sifflante, mais toujours elle est défectueuse, détestable, inintelligible, plus apparente aux consonnes qu'aux voyelles.

L'altération présente différents degrés qui dépendent moins de l'étendue que du siége du hiatus. Ceux qui sont alvéolaires, quand même ils créent de larges communications avec le nez, sont les moins fâcheux. Une grande horizontalité de la voûte est une circonstance aggravante. Une bonne dose d'intelligence est nécessaire quand il s'agit de dissimuer, del pallier et en partie de redresser un si vilain mal. Quelquefois lorsque l'écart est pas trop considérable, la langue s'abandonne à des mouvements immodérés, d'autres fois on l'a trouvée hypertrophiée au point d'intercepter la communication entre l'arrière-gorge et l'arrière-nez. Quand la fente a tout ce qu'elle peut avoir d'extension, le fonctionnement des lèvres et des dents est également rendu difficile.

D'après la statistique des conseils de révision, il naît annuellement plusieurs milliers de ces individus. Il n'est donc pas étonnant que la chirurgie moderne se soit appliquée ardemment à inventer, à perfectionner et à propager la staphyloraphie et l'uranoplastie, et que la prothèse dentaire soit également intervenue. Mais quel que soit le mode opératoire qu'on choisisse, il ne faut pas promettre et il ne faut pas s'attendre à des succès rapides et immédiats.

Les malades devront apprendre à parler. C'est ce qu'il ne faudra pas manquer de dire à ceux qui sont atteints de division congénitale. Quant à ceux qui en ont été affligés accidentellement, la parole leur est rendue aussitôt après la pose de l'appareil ou après qu'ils s'y sont habitués; le même sort heureux attend ceux qui, à la suite d'un traumatisme, ont été opérés et cicatrisés. Ce sont donc, en réalité deux infirmités très-distinctes et tout est en faveur des difformités produites par armes à feu, par nécroses ou par perforations.

Les insuccès ont été commentés de différentes manières. Les uns supposent que la langue se sent comme dépaysée dans le nouveau local qu'on lui a fait; les autres croient qu'il faut s'en prendre au tissu cicatriciel, à sa densité, à sa dureté, à sa brièveté, à l'absence de fôrce et de souplesse dans le tissu musculaire.

Nous avons eu l'occasion de voir l'année dernière un jeune commis à qui le désir de se marier avait inspiré le courage de subir trois opérations de staphylorraphie pour une division congénitale. Sa voix a gagné certainement. La promiscuité entre le mucus nasal et le mucus buccal a cessé. Mais je doute fort que ses déclarations verbales le conduisent à ses fins.

Un chirurgien allemand, Passavant, a cru à la possibilité de corriger le nasonnement en essayant d'attacher partiellement le voile du palais à la paroi pharyngienne. Mais Billroth lui a objecté que ce serait peine perdue, vu que, dans l'espèce, la partie supérieure du constricteur du pharynx ne remplissait plus son office de sphincter.

Les déchirures qui s'arrêtent à la luette ne déteriorent pas le langage. Cependant lorsqu'il y a nécessité de la raccourcir on veillera à respecter son élévateur, de crainte de compromettre la voix chantée.

Dans les cas où les fosses nasales sont privées d'air par une hypertrophie tonsillaire, par une adhérence du voile au-gosier, par des polypes etc; dans ceux où des engorgements œdémateux, des catarrhes, des excroissances, des corps étrangers rétrécissent ou ferment les passages aériens, le ton de voix ressemble à celui de la bouche pleine.

C. *Dyslalie linguale.* — Nous savons que la langue est un organe des plus complexes dans la structure duquel entrent des éléments multiples; elle tient sous son entière dépendance un grand nombre de consonnes. Le *D* et le *T* sont dus à son application contre les incisives et la voûte du palais; par la prononciation du *D* elle s'appuie très-peu contre la voûte, pour le *l* pendant qu'elle s'appuie en haut, elle laisse l'air frôler latéralement les molaires; avec l'*n* le courant d'air est chassé par le nez; avec l'*s*, elle laisse toujours subsister un petit espace entre elle et le palais, par où l'air puisse passer. Dans la prononciation du *R* et du *g* elle presse énergiquement contre le palais.

La tâche dévolue à la langue n'est donc pas mince, ajoutez-y la déglutition et la succion et vous vous étonnerez qu'un auteur du siècle dernier, Verdier, ait prétendu que toutes les fonctions attribuées à la langue pouvaient se faire sans elle. On a vu, en effet, la langue manquer complètement au moment de la naissance. Elle était réduite alors à l'état de mamelon, plus ou moins volumineux, simple ou double, mais présentant au dire de Louis les mouvements et toutes les qualités spéciales de la langue ; elle a disparu souvent par gangrène, par morsure, par instrument tranchant, par des processus ulcératifs, et après un temps plus ou moins long la parole fonctionnait. Nous avons toujours présente à la mémoire une observation qui nous a été racontée par notre père. Un avocat, dans un accès de folie religieuse, s'était coupé la moitié de la langue avec des ciseaux, parce qu'elle l'avait induit en péché; il fut arrêté dans son œuvre de destruction , mais il l'acheva avec les dents, et, chose curieuse, pendant les cinq jours qu'il vécut encore, il pérorait continuellement et le zézaiement qui lui était habituel avait disparu, parce que la langue ne quittait plus son enceinte. Dans toutes les cliniques chirurgicales, on s'est livré à des extirpations linguales, et constamment il a été prouvé qu'après un laps de temps relativement très-court on ne s'aperçoit plus de la mutilation.

Il n'y avait donc pas lieu de crier au miracle, comme l'a essayé, il y a quelques années, un missionnaire anglais qui voulait déduire l'intervention divine, de la réapparition de la parole, chez de pauvres chrétiens à qui le Vandale Genséric avait eu la barbarie de faire arracher la langue. Autant est arrivé, de nos jours, à des zouaves qui n'en sont pas restés moins blagueurs et qui ont exploité le bon public.

L'hypertrophie innée ou acquise a été le prétexte tantôt de mutisme, tantôt de balbutiements. C'est un état auquel la chirurgie a heureusement remèdié, aussi bien qu'à la brièveté du frein, aux adhérences de l'organe avec les parois buccales, aux tumeurs des parties molles ou des parties dures, à la contracture, à l'ankylose, au serrement des mâchoires.

Une cause de balbutiement qu'on a jugée, digne de citation, c'est la sécheresse de la langue. Elle est fréquente dans le délire loquace et résulte alors d'un passage d'air trop rapide dans la cavité buccale; mais elle caractérise aussi la fièvre typhoïde et certaines affections des vieillards. M. le professeur Gubler a noté que cette sécheresse de la langue est accompagnée d'une rétraction de son enveloppe épithéliale.

Qu'est-ce que peut donc faire dans ce cas la racine de pyrèthre qui a été conseillée? La titubation et le tremblement, qui ne sont que deux formes d'un même état morbide, se rencontrent dans tous les états adynamiques, dans l'alcoolisme, le saturnisme, le mercurialisme, dans les grandes affections spasmodiques, dans la paralysie agitante.

Enfin la laloplégie est le type des paralysies phonétiques. Le malade ne peut pas prononcer les mots, bien qu'il ait conservé tous les mouvements de la langue et qu'il puisse communiquer sa pensée par l'écriture et par le geste. Chaque fois qu'il fait un effort pour parler, la langue reste immobile;

le plus souvent il y a paralysie des lèvres; impossibilité c sucer, de boire et de baiser, lésion cérébrale ou spinale. L intoxications par belladone, nicotine, antimoine, ciguë, acc nit, vératrine, champignon vénéneux, peuvent détermin la laloplégie; mais elle peut être aussi sympathique de la pr sence des vers dans le tube digestif, d'une affection utérin d'une tympanite stomacale ou intestinale.

D. *Dyslalie dentale et labiale.* Les dents ne sont pas sar servir à la prononciation. Lorsqu'elles font défaut en plus o moins grand nombre, soit par une cause accidentelle, soit e raison des progrès de l'âge, lorsqu'elles sont déviées, serrée lorsque des chicots piquent, irritent et altèrent la muqueus il devient souvent nécessaire de les remplacer par des pièc artificielles, dans la fabrication desquelles l'art est arrivé un haut degré de perfection.

Quant aux lèvres, si indispensables pour la formation c certaines lettres, la lésion qui les frappe le plus, c'est leu division congénitale. Mais le bec-de-lièvre n'est pas incu rable.

Dans le cours de notre travail nous avons appris à con naître la plupart des troubles de la parole. Nous n'avons pa touché à la surdi-mutité de crainte de nous étendre trop lon guement. Toujours, nous savons la multitude des voies et de moyens que la volonté humaine emploie pour charrier u seul mot, de son dépôt central jusqu'aux lèvres, sa derniè station.

Un Anglais s'est mis en tête d'évaluer, *grosso modo*, nombre des expressions qui figurent dans le répertoire d premier venu, d'un ouvrier, par exemple ; il en a relevé 2,000.

Il y en a 6,000 pour un jurisconsulte.

Un bon membre du Parlement peut aller jusqu'à 10,000 et le grand Schakspear, lui, en commandait 15,000 toute une armée.

Le fanatique convertisseur dont nous avons parlé plus haut n'avait déjà pas si tort. Nous assistons à des miracles tous les jours.

Paris. — A. Parent, imprimeur de la Faculté de Médecine, rue M.-le-Prince, 31

A. PARENT, imprimeur de la Faculté de Médecine, rue Mr-le-Prince, 31.

www.ingramcontent.com/pod-product-compliance
Ingram Content Group UK Ltd.
Pitfield, Milton Keynes, MK11 3LW, UK
UKHW020149200726
13856UKWH00003B/905